Para você, quando eu não estiver mais aqui

Steve Leder

Para você, quando eu não estiver mais aqui

Traduzido por Carolina Simmer

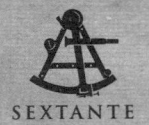

SEXTANTE

Título original: *For You When I Am Gone*
Copyright © 2022 por Steve Leder
Copyright da tradução © 2024 por GMT Editores Ltda.

Publicado mediante acordo com Avery, um selo da Penguin Publishing Group, uma divisão da Penguin Random House LLC.

Todos os direitos reservados. Nenhuma parte deste livro pode ser utilizada ou reproduzida sob quaisquer meios existentes sem autorização por escrito dos editores.

coordenação editorial: Sibelle Pedral
produção editorial: Livia Cabrini
preparo de originais: Pedro Siqueira
revisão: Hermínia Totti e Priscila Cerqueira
diagramação: Valéria Teixeira
capa: Victoria Black
adaptação de capa: Gustavo Cardozo
imagem de capa: Megapixel/ Shutterstock
impressão e acabamento: Cromosete Gráfica e Editora Ltda.

CIP-BRASIL. CATALOGAÇÃO NA PUBLICAÇÃO
SINDICATO NACIONAL DOS EDITORES DE LIVROS, RJ

L513p

Leder, Steve
  Para você, quando eu não estiver mais aqui / Steve Leder ; [tradução Carolina Simmer]. – 1. ed. – Rio de Janeiro : Sextante, 2024.
  192 p. ; 21 cm.

Tradução de: For you when i am gone
ISBN 978-65-5564-853-9

1. Morte – Aspectos psicológicos. 2. Costumes de luto. 3. Ritos funerários. I. Simmer, Carolina. II. Título.

24-88576
CDD: 155.937
CDU: 159.942:393

Gabriela Faray Ferreira Lopes – Bibliotecária – CRB-7/6643

Todos os direitos reservados, no Brasil, por
GMT Editores Ltda.
Rua Voluntários da Pátria, 45 – 14º andar – Botafogo
22270-000 – Rio de Janeiro – RJ
Tel.: (21) 2538-4100
E-mail: atendimento@sextante.com.br
www.sextante.com.br

Para Aaron e Hannah, nossa vida e nosso legado

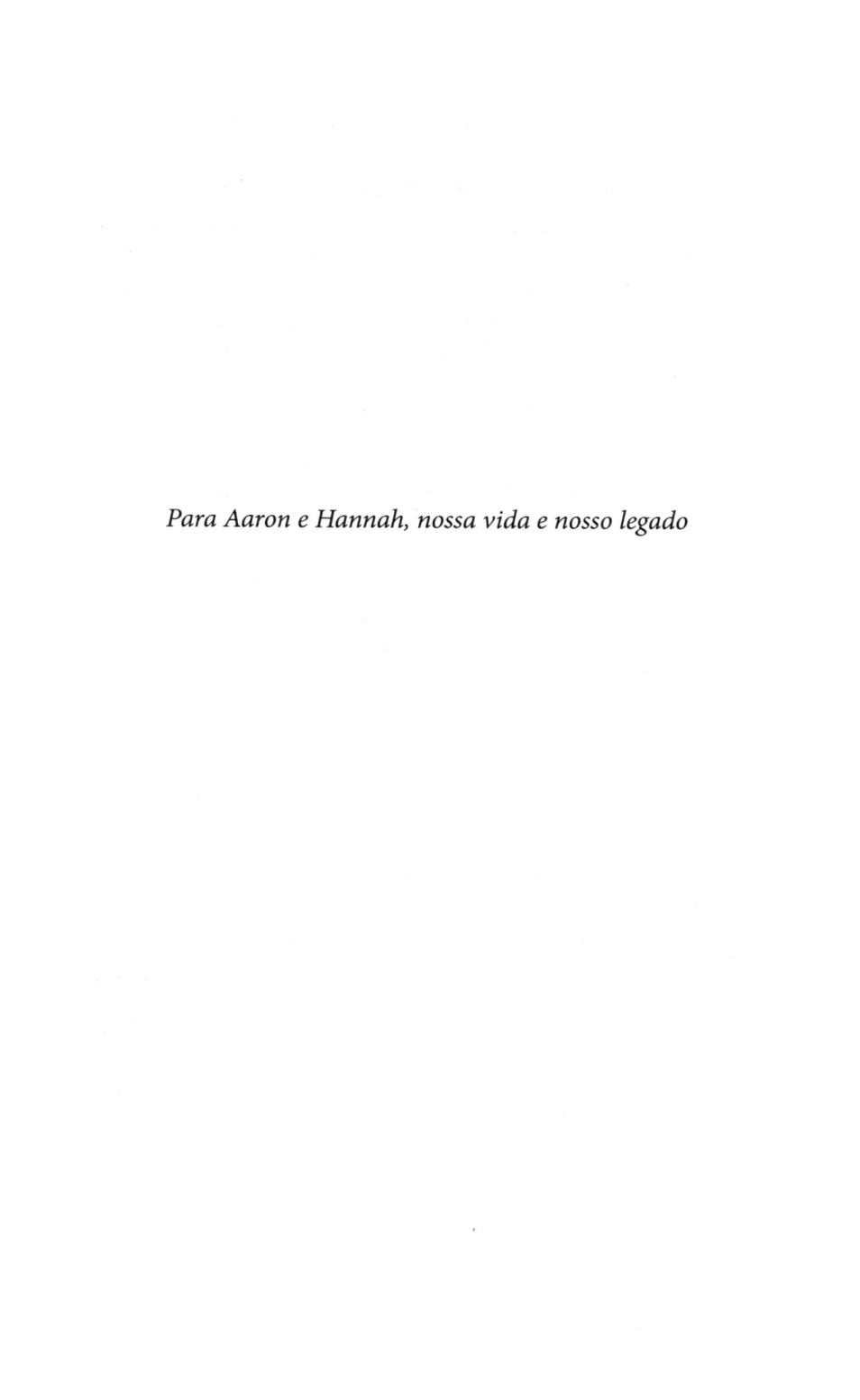

Sumário

Introdução   9

1   Do que você se arrepende?   25
2   Quando você seguiu seu coração?   43
3   O que faz você feliz?   61
4   Qual foi o seu maior fracasso?   71
5   Como você superou o maior desafio da sua vida?   85
6   Qual é a sua definição de uma boa pessoa?   103
7   Qual é a sua definição de amor?   117
8   Você já cortou relações com alguém?   129
9   Como você deseja ser lembrado?   141
10   O que seria um bom conselho?   153
11   Qual vai ser seu epitáfio?   163
12   Qual será sua última bênção?   173

Epílogo   185

Agradecimentos   189

Créditos de permissão   191

Introdução

Nenhum bebê sabe quando suga o mamilo da mãe pela última vez. Nenhuma criança sabe quando chama sua mãe de "mamãe" pela última vez. Nenhum menino sabe quando fecham o livro da última história que vão lhe contar antes de dormir. Nenhum garoto sabe quando seca a água do último banho que ele vai tomar com seu irmão... Nenhuma mãe sabe quando escuta a palavra "mamãe" pela última vez. Nenhum pai sabe quando fecha o livro da última história que vai contar para o filho antes de dormir.

– Jonathan Safran Foer

Existe uma piada sobre um homem que acha que a esposa está perdendo a audição. Ele fica tão frustrado com isso que vai conversar com um médico. O médico sugere ao homem que faça um teste para avaliar a gravidade do problema da esposa.

– Quando você chegar em casa – aconselha o médico –, pare a dez metros da sua esposa, com ela de costas, e pergunte o que vai ter para o jantar. Se ela não escutar, fique a cinco metros de distância e repita a pergunta. Se ela ainda não escutar, pare a dois metros dela e diga "O que tem para o jantar?". Isso deve ajudar a entender se a situação é muito grave.

Então o homem vai para casa e pergunta à esposa, a dez metros dela, o que vai ter para o jantar. Nenhuma resposta. A cinco metros, nada ainda. Finalmente, parado a apenas dois metros atrás da esposa, ele berra:

– O que tem para o jantar?!

Nesse momento, a esposa se vira e grita:

– Já falei três vezes que é frango!

Às vezes, mesmo sem percebermos, não escutamos as pessoas ao nosso redor, e não há graça alguma nisso. Acontece bastante entre pais e filhos. Lembro quando meu filho tinha 16 anos e passou as férias de verão fazendo estágio em um acampamento em Malibu, na Califórnia. Dois dias depois, ele me ligou completamente frustrado, dizendo:

– Pai, as crianças não me escutam!

– Ainda bem que você e a sua irmã nunca foram assim – respondi.

Ele entendeu o recado.

Não são apenas crianças que muitas vezes ignoram os sábios conselhos e avisos dos pais. A música "My Old Man", de Steve Goodman – um dos meus cantores/compositores favoritos –, tem um verso tristíssimo. Goodman a compôs depois do falecimento do pai, Bud Goodman. Nesse verso específico, ele canta sobre as coisas que o pai lhe dizia quando ele não estava prestando atenção, e quanto deseja se lembrar de tudo agora que o pai partiu.

Muita gente não sabe, mas existe um jeito antigo e potente de nos comunicarmos com as pessoas que amamos muito, mesmo depois de termos ido embora, para que elas se lembrem das coisas mais importantes que lhes dissemos e ensinamos enquanto estávamos vivos. Os judeus fazem isso desde o século XI na Alemanha, na Itália e na Espanha, e, agora, praticamente em todos os lugares onde vivem. Qualquer um pode tentar.

Meu próprio pai desconhecia essa prática, mesmo antes de perder sua mente para o Alzheimer.

Quando chegamos a certa idade, a maioria de nós tem algum plano para o futuro dos nossos pertences e um testamento para determinar quem herdará nossas posses materiais e nosso dinheiro, se dermos a sorte de ter algo a legar quando morrermos. Depois que esse plano é feito e o testamento é assinado, muitas pessoas sentem que cumpriram uma tarefa e fizeram a coisa certa para seus herdeiros. Com frequência nos esquecemos de outros tesouros mais importantes que temos a oferecer, o tipo de coisa que eu queria que meu pai ainda estivesse aqui para compartilhar comigo. Eu me refiro a valores, esperanças, conselhos, amor e a sabedoria adquirida ao longo de uma vida.

Sou rabino há 35 anos. Nesse tempo, estive à frente de mais de mil funerais, escrevi mais de mil discursos fúnebres e conversei com mais de mil famílias que tinham acabado de perder um ente querido. A partida do meu pai e meu trabalho, de tanta proximidade com a morte, me ensinaram que, apesar de passarmos boa parte da vida nos dedicando a ganhar dinheiro para comprar coisas, acumular coisas, vestir coisas, dirigir coisas e morar em coisas, elas quase não têm importância para nossos entes queridos depois que morremos. Nossa cultura tenta nos ensinar que não é assim. Somos educados para acreditar em valores materiais e nos dizem que nosso valor está de algum jeito atrelado ao nosso patrimônio. Preste atenção nos anúncios da maioria das revistas e nos comerciais de televisão, e você verá como somos seduzidos a agregar valor real a bens materiais. A maior parte das propagandas não fala sobre o produto em si, mas sobre como você vai ter uma vida empolgante, linda ou significativa se possuir aquilo. Nunca vou me esquecer dos pertences do meu pai, empilhados no porão da casa dele depois da sua morte. Ninguém queria quase nada daquilo, nem mesmo a loja de produtos de segunda mão. Abraham Joshua Heschel tinha razão ao dizer: "Ter mais não significa ser mais." Em outras palavras, o propósito da vida não é ter, mas ser.

Em um Dia das Mães, a escritora Donna Freitas detalhou por que sentia falta da mãe, que havia falecido 17 anos antes.

Em junho, completam-se 17 anos da morte da minha mãe. Dezessete anos inteiros sem falar com ela nem lhe contar nada. Dezessete anos inteiros sem lhe fazer perguntas, sem lhe telefonar para deixá-la enlouquecida com uma besteira qualquer, sem ela me encher o saco por causa de alguma bobagem. Dezessete anos inteiros desejando poder pedir conselhos à minha mãe sobre a vida, sobre minhas escolhas, sobre se eu deveria ter filhos, sobre como sobreviver a um divórcio. Dezessete anos desejando ouvir minha mãe dizer que me ama independentemente do que eu decidir, do que acontecer, dos erros que eu possa cometer.

Em hebraico, *davar* significa tanto *palavra* quanto *coisa*. Para mim, isso tem um significado espiritual muito profundo. Palavras têm impacto e peso; elas são tão concretas quanto qualquer "coisa" que possamos ter ou deixar para trás.
Então vamos deixar palavras para as pessoas que amamos, para que possam seguir com elas depois que nos formos. Não precisamos esperar o anúncio da morte para buscar essas palavras e pensar em um legado mais significativo. Este livro vai ensinar as perguntas certas para você fazer a si mesmo e encontrar as palavras que realmente importam.
Acima de tudo, talvez minha mensagem seja: "Não espere." Porque nenhum de nós realmente sabe qual conversa poderá ser nossa última.
Quando entrei em contato com um grupo de amigos para que eles respondessem às perguntas nas quais baseei este livro, achei que estivesse pedindo um favor. Eles são pessoas ocupadas, e eu queria que encarassem algumas das questões mais importantes e

difíceis da vida. O grupo é formado por homens e mulheres negros, indianos, brancos e hispânicos, assim como gentios, judeus, muçulmanos e hindus. Eles são heterossexuais e gays, solteiros e casados, cis e trans, com filhos e sem filhos. Alguns têm pais que sobreviveram ao Holocausto, outros os perderam na infância, enquanto outros ainda sofreram a morte de um cônjuge na juventude, lutaram contra a dependência química, contra a depressão, vivenciaram perdas e vitórias. Alguns tiveram sua reputação destruída diante do país inteiro, outros foram presos ou tiveram um filho enquanto estavam na prisão, muitos sobreviveram ao câncer, alguns são famosos, outros, não.

Apesar de eu acreditar que todas essas pessoas estavam me fazendo um favor imenso ao encarar perguntas dessa natureza, cada uma delas, sem exceção, me agradeceu. Era como se *eu* tivesse feito um favor. Por quê? Primeiro, porque talvez todos nós tenhamos uma história e desejemos contá-la; queremos que ela seja conhecida, ao menos pelas pessoas que mais amamos. Isaac Bashevis Singer, escritor que venceu o Nobel de Literatura, disse: "Os mortos não vão a lugar nenhum. Todos permanecem aqui. Cada homem é um cemitério. Um cemitério de verdade, em que jazem os nossos avós, o pai e a mãe, a esposa, o filho. Todo mundo está aqui o tempo todo." Isso é literalmente verdade, no sentido de que temos dentro de nós o DNA da nossa família. Também é metaforicamente verdade, no sentido de que carregamos as histórias, as experiências, a sabedoria, os fracassos e a beleza de cada uma das vidas que vieram antes de nós na nossa árvore genealógica. E não apenas de parentes, mas de todos que amamos, de todos que tocaram nossa vida de alguma maneira. É claro que isso só vale se conhecemos suas histórias, se conseguimos aprender e conviver com os valores e os ideais, os acertos e os erros que essas histórias contêm. É impossível aprender com uma história que nunca nos contaram. Penso que meus amigos me agradeceram em parte porque todos nós queremos compartilhar nossa história com aqueles que amamos, mas não conseguimos encontrar tempo para isso, ou não sabemos por onde começar.

Nós contamos nossa história pelos outros e por nós mesmos. Essa é uma forma de lutar contra o fatalismo, contra a ideia de que não estamos no controle da nossa vida ou, pior, de que nossa vida no fim das contas não faz tanta diferença. Faz, sim, principalmente para as pessoas que amamos, e podemos determinar boa parte da nossa própria história e mudar a narrativa conforme avançamos. Porém essas mudanças só acontecem quando fazemos as perguntas certas, perguntas que nos lembram o que é realmente importante e iluminam as decisões que trouxeram consequências para nossa vida. Certa vez, quando eu estava em pânico achando que tinha cometido um erro terrível, um amigo me disse: "Eu já desisti completamente da esperança de mudar o passado." Não podemos mudar o passado, mas podemos mudar o futuro ao compreendermos nosso passado. As perguntas que faremos neste livro podem esclarecer ainda mais nossos valores e nossos sonhos, e se estamos vivendo de acordo com eles ou apenas dizendo que estamos fazendo isso. Contar nossa história é uma forma de compartilhar os aprendizados e as alegrias que encontramos ao longo do caminho, a profundidade do nosso amor pelos outros e pela vida em si. É uma forma de dizer não apenas que nós, os narradores, somos importantes, mas que o ente querido que nos ouve é ainda mais. Compartilhar nossa história com uma pessoa é dizer que ela é importante para nós.

E se nós não contarmos nossa história, quem vai contar?

Meus amigos me agradeceram por outro motivo muito simples e ao mesmo tempo muito complexo. Passamos boa parte da vida adiando o momento em que contaremos nossa história para aqueles que amamos, porque passamos boa parte da vida negando a morte. Em geral, a maioria de nós evita o máximo que pode pensar sobre a própria mortalidade. Agimos assim por necessidade, porque somos jovens, invencíveis, ambiciosos, e não queremos achar que tudo pode ser em vão um dia; que podemos não dar em nada. Nossos amigos, nossos pais e, às vezes, até nossos avós estão vivos e com saúde, prosperando, rindo e amando. Quem deseja pensar que tudo pode mudar, a menos que isso seja indispensável? Também vivemos em uma cultura que se distancia da morte sempre que possível. Normalmente, as pessoas não morrem em casa. E, após a morte, são levadas de volta para seus entes queridos já maquiadas e vestidas com as roupas adequadas. Dizemos então coisas como "Descanse em paz", como se os mortos estivessem apenas tirando uma soneca demorada. Usamos eufemismos como "Perdemos o vovô" ou "Ela foi para o céu".

No fundo, sabemos que todos nós somos apenas carne, osso e sangue, sujeitos a definhar ou a passar por um desastre daqui a muitos anos, ou amanhã. Responder às perguntas deste livro é encarar o fato de que nossos dias são passageiros. Todos evitamos olhar diretamente para o sol, mas isso significa que ele para de brilhar? O mesmo vale para a sombra da morte. Suspeito que meus amigos tenham me agradecido porque no fim ficaram aliviados de encarar sua mortalidade dessa maneira. Suas respostas deram forma, significado e uma promessa de continuidade à sua vida, algo precioso para eles mesmos e para seus entes queridos após sua morte. Acredito que o alívio e a satisfação de contar a própria história levaram um amigo a me dizer com todas as letras depois que agradeci a ele pelas respostas: "Sou eu que agradeço." Por algum motivo, meus amigos se sentiram mais imortais, não menos, depois de refletirem sobre sua morte enquanto registravam suas crenças e seus sonhos mais profundos para outras pessoas lerem no futuro. Acho que o mesmo pode acontecer com você.

O rabino Jonathan Eybeschütz, que faleceu em 1764, era famoso entre judeus e cristãos por sua grande sabedoria. Em uma manhã de shabat, ele caminhava para a sinagoga quando encontrou o prefeito de Praga, um príncipe da família real.

– Rabino, aonde vai tão cedo? – perguntou o príncipe.

– Vossa Excelência – respondeu o rabino –, não sei.

O príncipe achou que o rabino estava sendo impertinente, então ordenou que ele fosse preso por desrespeitar publicamente uma autoridade. Enquanto era levado embora algemado, o rabino falou para o prefeito:

– Vossa Excelência agora compreende por que eu não sabia aonde ia, pois achei que me dirigia à sinagoga, e, em vez disso, eis que estou sendo levado para a prisão.

Diante disso, o príncipe sorriu e o libertou.

– Pois é – continuou o rabino –, achei que iria para a sinagoga, depois para a cadeia, e agora estou novamente seguindo para a sinagoga. Nenhum de nós sabe de fato para onde vai.

Não gostamos de pensar no assunto, mas a verdade é que nenhum de nós vai durar para sempre. Tampouco sabemos como a morte vai se apresentar, se como uma surpresa terrível ou uma amiga tranquila. Por mais que exista tempo para negar a morte e sonhar, também há tempo para reconhecê-la e ter uma vida plena, apreciando cada momento. Há tempo para compartilhar as verdades mais profundas de nossa vida com nossos entes queridos, esperando que eles se apeguem a elas depois que nos formos.

O costume de deixar palavras para entes queridos na forma daquilo que minha tradição chama de testamento ético data de um passado muito distante. Várias pessoas se surpreenderam com essa prática no meu livro anterior, *The Beauty of What Remains: How Our Greatest Fear Becomes Our Greatest Gift* (A beleza do que permanece: como nosso maior medo se torna o nosso maior dom). Quase todo entrevistador em todos os talk shows, noticiários e podcasts me perguntou sobre o testamento ético, porque nunca tinha escutado falar dessa antiga tradição. Muitos me pediram para ler um trecho do meu próprio testamento ético, que foi publicado naquele livro. Eu o incluí novamente no final deste. Foi escrito em formato de carta para meus dois filhos.

Algumas pessoas afirmam que a tradição dos testamentos éticos remonta à época da Bíblia, presente em Gênesis 49:1-33. No leito de morte, Jacó reúne os filhos para dar sua bênção. Outros exemplos bíblicos de testamentos éticos incluem Deuteronômio 32:46-47, em que Moisés orienta os israelitas a serem pessoas sagradas e ensinarem o mesmo a seus filhos. No livro *Ethical Wills: Putting Your Values on Paper* (Testamentos éticos: colocando seus valores no papel), o escritor Barry Baines observa que o Novo Testamento também traz exemplos de testamentos éticos verbais. Ele cita João 15-17, que conta o último conselho e as últimas bênçãos de Jesus aos seus seguidores, e Mateus 5, em que Jesus abençoa os discípulos. Os primeiros rabinos incentivavam pais a transmitir oralmente os ensinamentos e os valores de suas tradições para os filhos. Mais tarde, eles seriam escritos na forma de cartas.

O testamento ético mais antigo ao qual ainda temos acesso foi escrito por Eliezer ben Isaac ha-Gadol (cerca de 1050). Quando estava perto da morte, Eliezer entendeu os erros que tinha cometido como pai e resolveu compensá-los em seu testamento ético. Ele disse, por exemplo: "Penseis não no mal, pois os pensamentos maléficos levam a atos maléficos... Purificai o corpo, a habitação da vossa alma... Cedei uma porção de todo alimento a Deus. Oferecei a melhor porção a Deus, e dai aos pobres." Na carta, ele orienta os filhos sobre como devem se comportar, desde recitar o shemá, uma oração hebraica, na hora correta, até ter água ao lado da cama para lavarem as mãos rapidamente assim que acordarem pela manhã. O testamento de Eliezer também é um bom exemplo de como um pai pode ser sincero a respeito de suas falhas e aproximar-se de seus filhos em vez de afastá-los.

Essas cartas, pelo que descobrimos a partir das que chegaram até nós, eram originalmente escritas por pais e destinadas aos filhos, e passaram a ser conhecidas como testamentos éticos. O professor Israel Abrahams, acadêmico renomado, nascido em Londres em 1858, escreveu um livro importante sobre judeus na Idade Média. É bem possível que tenha inventado o termo em seu livro *Hebrew Ethical Wills* (Testamentos éticos hebraicos), publicado em 1926. Ele reuniu e analisou testamentos éticos por muitos motivos, entre eles porque "são uma das fontes mais ricas de informação sobre o comportamento de pais judeus medievais e do começo da era moderna na relação com os filhos".

Há exemplos apavorantes, mais modernos, de testamentos éticos escritos durante o Holocausto. Muitos pedem retaliação. Zippora Birman, que participou da resistência judaica no gueto de Białystok, pedia em seu testamento ético: "Vingança. Vingança sem piedade, sem sentimentalismo."

Alguns testamentos da época do Holocausto são mais esperançosos, como este publicado no *Warsaw-Kraków*, um jornal do gueto, em 1940, assinado apenas com "Sua mãe":

Sabendo disso, seu coração permanecerá pesado, meu filho? Ainda dirá que não consegue suportar seu destino? Mas é preciso, meu filho, pois foram essas suas ordens; é esse o seu chamado. Essa é a sua missão, o seu propósito no planeta.

Você deve caminhar entre pessoas de outras nacionalidades… e ensinar a elas que devem formar uma irmandade de nações, e uma união de todas elas com Deus.

Talvez você se pergunte: "Como falar com elas?" Eu lhe digo: "Não matarás; não furtarás; não cobiçarás; ama teu vizinho como a ti mesmo..." Faça essas coisas e por causa delas, meu filho, você será vitorioso.

Oito décadas depois, em resposta a uma das minhas perguntas para este livro, um amigo lamentou a falta de palavras transmitidas por essa geração:

Eu me arrependo muito de nunca ter tomado a história oral da minha mãe antes de ela falecer tão jovem. Ela veio para este país quando era adolescente, de Gomel, Belarus. Nunca registrei suas memórias. Não sei nada sobre a família de lá – boa parte foi perdida na Shoah [o Holocausto]. Quem era meu avô? Como ele era? Onde ficam os cemitérios em que as pessoas das gerações anteriores foram enterradas? Por que minha mãe viajou pela Manchúria, pela China e pelo Japão para chegar aos Estados Unidos? Hoje, é impossível rastrear minhas origens. Isso significa que os meus netos só têm memórias de família até 1915. Tenho uma inveja louca de famílias que sabem quem são seus ancestrais de muitos séculos no passado – algumas até a expulsão da Espanha. Somos um povo antigo; sou meio que um *luftmensch*, pairando acima de fatos inalcançáveis.

Não há dúvida de que testamentos éticos antigos e modernos ensinam muito sobre suas respectivas eras e valores. Porém, mais importante, nos ensinam sobre os valores que resistiram a milênios e transcenderam quaisquer tradições religiosas. Como Abrahams observa, "O que une as tradições pré-modernas e contemporâneas de testamentos éticos podem ser certos valores humanos resistentes, pois, no fim, o amor e a generosidade de espírito parecem ser o mais importante". Em geral, as últimas palavras de um testamento ético são o principal valor que guiou seu autor ao longo da vida, na esperança de orientar os herdeiros dele após sua morte. Um dos meus exemplos favoritos vem de um testamento ético escrito por Joel, filho de Abraham Shemariah, um judeu polonês do século XVIII, que o encerrou da seguinte forma: "Pois o mais importante é paz, paz com o mundo todo."

Apesar de sentir que eu os estava incomodando, meus amigos ficaram não apenas agradecidos como lisonjeados quando pedi que fizessem parte do exercício que proponho ao longo deste livro. Acredito que isso aconteceu porque, de certa forma, achamos que nossas histórias não são tão interessantes ou importantes assim, ou que talvez não tenhamos o direito de impor nossas visões e nossos valores aos outros. Nesse sentido, quero dizer que a vida seria muito mais pobre e menos bonita se não pudéssemos carregar conosco as histórias e os valores das pessoas que nos amaram e a quem amamos, depois que partiram. Da mesma forma, a história de nossos entes queridos pode nos inspirar a contar a nossa. Faz 15 anos que organizo oficinas de escrita de testamentos éticos nos Estados Unidos e, sempre que alguém se levanta para ler sua versão no fim do encontro, muitos choram, não de tristeza, mas pelo amor que é expressado.

Hoje em dia, um testamento ético, ou uma "carta de legado", como às vezes é chamada, é uma recomendação corriqueira de muitos advogados de família para seus clientes, assim como parte de protocolos de cuidados paliativos, com a intenção de oferecer paz de espírito aos pacientes. E tem mesmo esse efeito.

Em um artigo chamado "My Dad Created an 'Ethical Will'. Here's What That Means and Why You May Want One Too" (Meu pai escreveu um "testamento ético". Eis o que isso significa e por que talvez você também queira escrever um"), publicado no *Huffington Post*, a escritora Carrie Friedman diz:

Ao planejar seu legado, [meu pai] guardou fitas gravadas com sua carta para nós, seus três filhos, caso algo repentino e trágico o acometesse. Ao longo das décadas, ele foi atualizando as fitas sempre que eu e meus irmãos conseguíamos um novo emprego ou casávamos, tínhamos filhos, adotávamos um cachorro ou o perdíamos. "Mantenha em dia", dizia ele para nós e seus clientes. "Todo mundo deveria saber quanto é amado."
Ele se preparou para o pior, mas nós não estávamos preparados para o que aconteceu com ele. Seu cérebro foi tomado pela doença de Parkinson e pela demência, e, em um intervalo de dois anos, com apenas 72, ele mal conseguia falar ou andar. Meu pai gigante, o homem que acreditava em construir nossa vida sobre a base das gerações anteriores, não conseguia se lembrar do nosso nome, que dirá do nome de nossos filhos.
Porque foi assim que ele educou a mim e aos meus irmãos, e porque vi o que aconteceu com ele, eu e meu marido costumamos manter em dia nossos testamentos éticos, que ficam no computador... Digo às minhas filhas o que quero que elas saibam depois que eu partir. Ofereço conselhos práticos: "Tentem não deixar que as inseguranças de outras pessoas moldem seu comportamento e suas crenças." "Sempre se aproximem de cachorros com a palma da mão virada para o céu, para ele saber que você vem em paz. De algumas pessoas também." E dou algumas opiniões: "Um dia, vocês vão cogitar fazer uma tatuagem. Tudo bem. Mas não no rosto. Nunca no rosto." "Por favor, não joguem fora sua poupança para a universidade comprando

colágeno." Tento ser engraçada. Tento não imaginar a idade que elas terão quando lerem essas coisas. Mais do que tudo, faço questão de expressar meu amor incondicional por elas. Mas também não deixo de fazer isso em voz alta, como meu pai fazia.

Há 35 anos, me reúno com famílias para conversar sobre seus entes queridos mortos. Preciso ouvir histórias não apenas para preparar o discurso fúnebre, mas para ajudar cada parente a entender que as pessoas morrem, mas seu amor e seu legado, não. Com frequência, me perguntam como consigo conversar com tantas famílias, há tantos anos, escutar histórias sobre pessoas desconhecidas e tentar capturar a essência delas em poucas páginas. Minha resposta é sempre a mesma: se você fizer as perguntas certas, a vida de todo mundo acaba se revelando hilária, triste, cheia de aventuras, tola e sábia. A vida de todo mundo é um livro sobre *a nossa* própria vida. Escutar as histórias dos outros me enriquece, me enobrece. Eu não mudaria nada no meu trabalho.

Quando sentei para pensar nas perguntas que deveria incluir neste livro, levei 15 minutos para listá-las. Foram 15 minutos e 35 anos. Desde que me tornei rabino, reflito sobre as perguntas que realmente importam, sobre as respostas, e passo tempo com famílias enlutadas enquanto elas as respondem em nome de um ente querido que morreu, não apenas para descobrir os fatos de sua vida, mas também suas verdades. Essas perguntas são planejadas, assim como a ordem em que as faço. Elas ajudaram inúmeras famílias a compartilhar as verdades mais profundas, mais sinceras e com frequência mais lindas sobre a vida de um ente querido. Infelizmente, é comum as famílias terem que adivinhar as respostas, porque a pessoa que morreu nunca respondeu a essas perguntas de maneira clara e duradoura. Este livro convida você a fazer isso, criando um material que possa ser usado em um testamento ético, para que as pessoas que você ama nunca precisem adivinhar quais valores, quais palavras e quais bênçãos serão o seu legado.

Dediquei um capítulo a cada uma das 12 perguntas. Neles, explico por que acredito que a pergunta merece ser feita. Então dou exemplos de respostas que as muitas pessoas que convidei a participar deste livro compartilharam comigo. Todas sabiam que suas palavras seriam publicadas. Espero que você fique tão emocionado quanto eu com suas respostas e que elas o inspirem a refletir sobre as perguntas. As palavras que você vai usar serão apenas suas, é claro, mas talvez você acabe pensando nos valores universais do amor, da bondade, dos laços familiares e do perdão, por exemplo. No fim de cada capítulo, faço a pergunta a você.

Já escrevi dois testamentos éticos para meus filhos, o primeiro aos 40 anos e o segundo aos 59, depois da morte do meu pai. Ele passou dez anos sofrendo com o Alzheimer. Durante esse tempo, me esforcei para sair de Los Angeles e viajar a Minneapolis para visitá-lo com alguma frequência. Vi meu pai desaparecer aos poucos, mas não tinha ideia de qual das nossas conversas seria a última. Nunca imaginei que em uma visita ele conseguiria falar e me entender e na próxima estaria quase completamente em silêncio, continuando assim pelo resto da vida. Faz quatro anos que ele faleceu, e minha mãe agora também sofre de demência. A morte do meu pai e a perda de memória da minha mãe me transformaram, e transformaram também meus conselhos, minhas percepções, meus sonhos e a compreensão dos meus defeitos. Assim como eu, meu testamento ético é um trabalho em andamento, se desdobrando conforme minha vida avança e vou perdendo as pessoas que amo. É assim com todo mundo. Todo mundo é constituído pelas histórias de suas feridas, dos aprendizados difíceis, das risadas, da alegria, do sofrimento, das curas, dos fracassos e dos amores. Podemos ensinar muito com nossas histórias, e nossos entes queridos podem aprender e contar com elas. No fim das contas, histórias são feitas de palavras. Palavras são a coisa mais real e importante que podemos deixar para trás. Porque, como disse o pai de Carrie Friedman, todo mundo merece saber que é amado.

Vamos começar.

1
Do que você se arrepende?

Aproveite ao máximo seus arrependimentos. Nunca sufoque a tristeza, mas aprecie-a e cuide dela até que se torne um interesse novo e diferente. Arrepender-se profundamente é recomeçar a viver.

– Henry David Thoreau

Quando Mark estava morrendo, puxei uma cadeira até sua cama. Ficamos batendo papo por alguns minutos, falando sobre os cuidados paliativos e sobre como sua esposa, seus filhos e toda a família estavam lidando com a situação. Então mergulhamos mais fundo. Mark me contou sobre algumas coisas de que se orgulhava, com razão; depois, falou sobre seus arrependimentos. Assim como acontece com a maioria das pessoas, seus arrependimentos não giravam em torno das coisas que ele tinha feito. Em geral, as pessoas se perdoam pelos erros que cometem. Algumas não encaram como erro nenhuma das suas atitudes nem nada que tenha acontecido com elas, porque naquele momento tomaram a melhor decisão que podiam com o conhecimento que tinham. Minha amiga Caroline colocou a situação da seguinte forma:

A verdade é que eu não poderia ter feito nada diferente. Sim, algumas coisas deram errado, mas eu não tinha como saber na hora. Se eu me colocar no lugar da pessoa que era, nas circunstâncias em que estava no momento em que tomei as decisões, não mudaria nada. Na época, elas foram certas, mesmo que nem sempre eu tenha gostado das consequências. Meu conselho: se você não gostar do que aconteceu, não desperdice energia se arrependendo. Aprenda com o erro.

Um dos meus amigos, prefeito de uma cidade grande, afirmou:

Sempre tentei valorizar todos os meus erros. Todo mundo sai ganhando: quanto mais erros você comete, mais aprende; quanto menos erros comete, mais sábio e habilidoso pode estar se tornando. Muita gente tem medo de tomar uma atitude – querem que alguém vá na frente, para entender o problema, resolvê-lo, melhorá-lo, para então elas irem atrás. Que chatice!

Outras pessoas não se arrependem de nada por acreditar que toda decisão e circunstância está, no fim das contas, nas mãos de Deus. "Não há nada que eu quisesse ter feito", contou minha amiga Amanda. Seu marido morreu jovem de covid-19, deixando-a com um bebê de 6 meses. Mesmo assim, ela disse: "Gosto de acreditar que Deus guia minha vida e sempre me coloca onde preciso estar, que sempre me leva para onde preciso ir."

Mas Caroline, Amanda e o prefeito são a minoria. A maioria de nós tem arrependimentos muito reais e concorda com Mark – nossos arrependimentos não se referem ao que fizemos, mas ao que não fizemos. Isso vale para a maior parte das pessoas com quem converso no leito de morte. Há um motivo para os sábios dizerem que, quando morremos, seremos "chamados para prestar contas de todos os prazeres admissíveis da vida que poderíamos ter aproveitado, mas não aproveitamos".

Uma das coisas que sempre adorei em Mark era o riso fácil que iluminava todo o seu rosto. Então decidi lembrá-lo de uma história que ele havia contado em nosso grupo de homens muitos anos antes. O assunto da noite era "O que nos impede de fazer algo?". Na sua vez, Mark descreveu uma festa a que tinha ido aos 30 e poucos anos, no começo do namoro com sua futura esposa. Na época, Mark assumia a postura séria de um advogado corporativo durante a semana, com gravata e tudo, e nos fins de semana relaxava guiando uma moto preta e cromada. Ao chegar à festa, ele deixou o capacete da moto e a jaqueta de couro preto no sofá. Por algum motivo que não conseguia lembrar, tinha ido sozinho. Mas lembrava vividamente que, quando a festa começou a ficar barulhenta e meio descontrolada, uma mulher linda pegou seu capacete e sua jaqueta no sofá e gritou:

– De quem é isto? Quero andar de moto!

E Mark ficou quieto.

– Passei cinquenta anos me perguntando – disse ele para o restante de nós no grupo de homens – como seria minha vida se eu tivesse dito "A moto é minha. Vamos lá".

O psicólogo William Marston perguntou o seguinte para 3 mil pessoas: "Você vive para quê?" Ele descobriu que 94% delas apenas suportavam o presente enquanto esperavam pelo futuro. As pessoas estavam esperando alguma coisa acontecer – esperando o homem certo ou a mulher certa; esperando os filhos crescerem; esperando o dia em que quitariam a casa própria; esperando as férias; esperando a aposentadoria; esperando para se envolverem na comunidade; esperando para aprender uma nova habilidade ou um novo hobby; esperando, esperando, esperando. Noventa e quatro por cento de nós esperam enquanto cada dia novo passa.

Anos atrás, uma adolescente do grupo de jovens da minha congregação voltou para Los Angeles após passar um semestre em um vilarejo na América do Sul.

– Qual é a maior diferença entre aqui e lá? – perguntei.

– As pessoas são mais felizes lá – respondeu ela, sem hesitar. – Elas têm menos do que a maioria de nós, mas são bem mais felizes. Elas cantam e dançam mais. Comemoram mais. As famílias fazem as refeições juntas. As pessoas cuidam umas das outras quando adoecem. Ajudam os vizinhos em momentos difíceis.

Quando foi a última vez que a maioria de nós cantou e dançou? Com que frequência sentamos com a família toda para comer, comemorar, brincar e nos abraçar, como uma família deveria fazer? Quantos de nós conhecemos os vizinhos ou oferecemos ajuda quando eles estão com algum problema? E nós mesmos? Quantos de nós estamos esperando em vez de vivendo? Esperando para começar a ler mais, a ver menos televisão, a se exercitar, a estar mais presente, a passar mais tempo com nossos filhos e parceiros, a ser um irmão ou uma irmã melhor, um filho ou uma filha melhor, um colega de trabalho ou um amigo melhor? Quantos de nós estamos esperando para plantar um jardim, ou pintar, ou fazer trilha, ou relaxar, ou se envolver com a comunidade ou com uma instituição de caridade para ajudar os doentes, o planeta, os desesperadamente pobres, os frágeis, os perdidos? Noventa e quatro por cento estão esperando o momento de aproveitar as oportunidades que nos cercam, e então, aos poucos ou de repente, é tarde demais.

Uma das surpresas que tive logo que comecei a fazer perguntas sobre a vida das pessoas foi não apenas que a maioria de nós se arrepende bem mais das coisas que deixou de fazer do que das que fez, mas que existem aspectos comuns impressionantes entre essas coisas. Quase todo mundo acaba se arrependendo das mesmas oportunidades perdidas. Para muitos, são as chances que não aproveitaram e os sonhos que não seguiram porque estavam preocupados em atender às expectativas dos outros. É terem preferido sofrer sozinhos por tempo demais antes de procurar ajuda. São os momentos preciosos que perderam para sempre porque não estavam presentes para as pessoas mais importantes. Neste capítulo, organizei os exemplos de acordo com os temas recorrentes. Espero que os arrependimentos a seguir ajudem você a refletir sobre os seus e a compartilhá-los, para que seus entes queridos se arrependam menos.

Eu me arrependo de esperar a aprovação alheia antes de seguir meus sonhos. Ainda bem que superei isso! É uma coisa que dá para evitar... ao encarar seus medos. Recomendo que passemos por muitos fracassos – eles tornam as decepções mais palatáveis e permitem que a pessoa aprenda e cresça em vez de ficar empacada.

Meu maior arrependimento é não ter me escutado quando era jovem. Tenho vergonha da dor e do sofrimento que causei aos meus entes queridos porque só olhava para o meu umbigo. Sei que o único jeito de evitar esse erro é não se preocupar com as aparências e simplesmente fazer o bem. Rezo para que minha filha, minhas sobrinhas, meus sobrinhos e meu neto sigam o exemplo da minha recuperação e vivam segundo seu propósito, com paixão e amor.

Será que tenho o direito de reclamar por ter tido muitas opções de carreira? Escolhi uma – e acho que alcancei certo sucesso. Mesmo assim – olhando para minhas boas oito décadas de vida –, fico me perguntando como seria meu mundo se eu tivesse escolhido não só minha profissão atual, mas encontrado uma forma de ver o que havia por trás da porta número dois, talvez até da porta número três. Ao longo dos anos, tive a oportunidade de liderar uma organização internacional que lidava com relações intra e inter-religiosas. Também tive a chance de fazer um doutorado e trabalhar no meio acadêmico com um assunto que adoro.

Mas escolhi a primeira opção. E segui com a crença amplamente difundida de que, quando escolhemos uma profissão, precisamos mantê-la pelo resto da nossa vida profissional. Como temos uma expectativa de vida maior hoje em dia, com a possibilidade de mudarmos de carreira duas ou até três vezes, eu poderia ter enriquecido minha vida me abrindo para a mudança. Quem eu seria se tivesse encarado o tipo de crescimento que mudanças e inovações podem proporcionar? Será que eu teria encontrado formas novas e melhores de fazer do mundo um lugar mais acolhedor, de proteger e preservar meu povo, de lutar contra as ondas implacáveis de ódio? Nunca saberei.

Mas sei que incentivo meus netos a serem mais abertos do que eu fui para descobrirem que existem vários caminhos para a felicidade.

Um arrependimento diário, que tem solução, é permitir que as pessoas ao meu redor julguem meu valor. Muitas vezes, as críticas dos outros dizem mais a respeito de quem critica do que do objeto da sua crítica. Acredito que todos nós somos programados para sentir inveja, e não existe motivo para sermos ingênuos em relação a isso. A inveja é a fonte do mau-olhado; o desafio é dar as costas a esse olhar e conseguir observar a paisagem.

Meu maior arrependimento é ter tomado decisões baseadas no medo e na insegurança, sem acreditar o suficiente em mim mesmo. Por causa da minha criação, não desenvolvi uma autoestima saudável e sentia muita insegurança sobre quem eu era e de onde vim, e, em certos momentos, não confiei o suficiente no meu talento e nos meus instintos a ponto de sentir que eu merecia estar onde estava. Os outros tinham estudado em faculdades de prestígio, tinham pais famosos, nadavam em dinheiro, e eu não tinha nada disso. Por um bom tempo no começo da minha carreira, me senti insignificante de verdade, como se eu merecesse menos do que meus adversários. Em um momento decisivo, preferi o caminho mais fácil, acreditando que seria melhor optar por algo mais tranquilo. Foi a decisão errada, e paguei caro por ela. Acabei tendo que mudar de direção e levei anos para me recuperar, mas aprendi uma lição valiosa. Eu tinha esquecido que havia chegado ao topo da minha carreira por causa da minha experiência, de como eu via o mundo e dos meus talentos como escritor e contador de histórias. Ao me comparar com os outros, menosprezei meus dons e tomei decisões que afetaram o meu futuro com base em uma falsa sensação de fraqueza. Levei anos para encontrar o caminho de volta, mas hoje valorizo o que tenho e o que posso oferecer, e digo para minha filha confiar em quem ela é e no que tem para mostrar ao mundo, em vez de tomar decisões com base em seus medos e suas inseguranças.

⁂

Se eu tivesse que escolher um, acho que diria que me arrependo da minha incapacidade de colocar as minhas necessidades em primeiro lugar de vez em quando. É possível dizer não de forma educada. É possível se desapegar da opinião que as pessoas têm de você. É possível se preocupar com as necessidades dos outros sem se preocupar apenas com elas. E é extremamente injusto se ressentir das pessoas quando você optou por não se priorizar.

⁂

Passei tempo demais comparando, julgando, buscando e desejando aprovação, me magoando, procurando felicidade fora de mim. Agora, quero perdoar, aceitar as pessoas por quem são e como são. Tentar mudá-las é apenas jogar tempo fora, posso simplesmente mudar minhas expectativas sobre elas. Não quero passar mais tempo atolado em mágoa. Se alguém "me desrespeitar" – e daí?! Não faz diferença. Talvez essa pessoa tenha uma alma pouco evoluída e simplesmente não entenda o que está fazendo. Neste estágio da vida, quero SEGUIR EM FRENTE – e tirar qualquer peso do meu coração.

⁂

Meus pais não tinham dinheiro, mas, olhando para trás, me deram tudo que era importante: amor, motivação, ótimos valores e economizaram tudo que podiam para me oferecer uma educação excepcional. Levando em consideração tudo que me deram, eu queria ser um sucesso, não apenas por mim, mas também por eles. Queria provar que seus sacrifícios tinham valido a pena.

Aos 13 anos, eu sabia que estudaria direito, e pretendia me formar em dois anos. Estudar era um trabalho. Me divertir não era um objetivo. Fazer uma coisa de que eu gostasse não era uma opção. Eu adorava economia, mas fazer um doutorado nessa área e talvez lecionar em uma faculdade medíocre provaria alguma coisa além de que eu podia ser um professor com salário baixo?

Não apenas deixei de lado as coisas que me interessavam, como não aproveitei a experiência de fazer faculdade, porque isso atrapalharia meu futuro. Meu foco era me formar em direito em uma faculdade de renome e conseguir um ótimo emprego. Eu não fazia ideia do que significava ser advogado ou o que isso exigiria, mas sabia que seria financeiramente recompensador.

Por sorte, adoro meu trabalho. Amo meu emprego. Mas me arrependo de ter aberto mão da alegria daqueles dez anos de transição entre a infância e a vida adulta. Fico triste e tenho arrependimentos desse sacrifício. Há pouca diferença entre ser advogado por 39 anos ou por 41, e eu não teria perdido a chance de me divertir durante os quatro anos de faculdade.

A lição para os meus filhos é: crescer é um capítulo da vida que precisa ser aproveitado. Não sejam como eu.

Meu maior arrependimento é não ter pedido ajuda logo que precisei. Demorei muito para entender que isso não é um sinal de fraqueza, mas de confiança, caráter e generosidade. Ao pedir ajuda, construí relacionamentos mais profundos e sinceros. Superei desafios com pessoas ao meu lado, e comemoramos juntos. Quero que meus entes queridos conheçam a sensação de conexão e empoderamento que acompanha um pedido de ajuda.

Eu queria ter buscado um tratamento psicológico melhor mais rápido (terapia e psicofármacos); e queria que minha esposa e minha filha tivessem feito a mesma coisa. Isso fez uma diferença enorme na minha vida e poderia ter feito diferença mais cedo se eu tivesse tomado uma atitude.

Eu me arrependo de, nos meus primeiros 30 anos de vida, ter sentido medo de mostrar que eu não sabia tudo. Tive medo de permitir que as pessoas me achassem fraco. Tinha vergonha do desconforto que aprender coisas novas causava, e isso fazia com que tivesse muita dificuldade em pedir ajuda quando precisava, me impedindo de seguir novos caminhos. Fico feliz por ter finalmente deixado essa postura para trás e aprendido que posso fazer besteira e continuar me amando mesmo assim.

Diminua o ritmo e aproveite o dia. Esteja presente. Eu queria ter saboreado cada momento em vez de passar meu tempo pensando no que precisava fazer a seguir. Queria sobretudo ter viajado mais, até visitado mais lugares na minha cidade, especialmente com meu marido, porque não existe forma melhor de criar memórias do que tendo experiências, ainda mais viagens, juntos.

Todos os meus maiores arrependimentos giram em torno de tempo. Em muitas ocasiões, não dediquei tempo suficiente a apreciar o momento, e apenas continuava seguindo em frente, o que ajudava a missão e meu propósito, mas agora percebo que perdi muitas coisas. Eu me arrependo de não ter passado mais tempo admirando como minha vida e o mundo são fantásticos e maravilhosos. Me arrependo de nem sempre ter enxergado minha responsabilidade pelas coisas que aconteciam ao meu redor.

Do que eu mais me arrependo é ter passado correndo pelos momentos importantes. Não estive presente e muitas vezes perdi a conexão e a intimidade verdadeira que são possíveis apenas quando estamos concentrados de verdade no momento. Viajei para tantos lugares e só conheço quartos de hotel e casas de espetáculos, já que o trabalho era mais importante do que explorar de verdade os locais onde estive. Conheci e trabalhei com tanta gente interessante, mas me concentrei nas tarefas do momento e perdi a oportunidade de trocar e ter experiências reais.

Pode parecer loucura, mas a alegria não é algo natural para mim. O trabalho, sim. Passei tempo demais focado em fazer as coisas, em ter sucesso, em cumprir um objetivo, completar um projeto, como se interpretasse um papel em um filme, mas sem vivenciar a alegria disso tudo. Eu tinha a tendência a ignorar experiências – as memórias que se infiltram no calor do momento – para ir em frente e atender a algum compromisso, e me arrependo disso. Acho que existe certo medo em se entregar. Estar presente de verdade com outras pessoas, sem se esconder por trás de um escudo de trabalho ou do motivo para estar em algum lugar, requer acreditar que a sua presença é suficiente.

No bat mitzvá da minha filha, falei para ela: diga sim à vida. Essa era minha maior esperança para ela. Quero que ela aprenda sobre o poder que há em olhar nos olhos de alguém, em virar seu rosto para o vento e sentir a brisa fria e a névoa beijarem sua pele, em abrir seu coração para a natureza e se entregar. Quero que ela dê gargalhadas sem se importar com nada, que se sinta livre para ser quem é e saiba que merece e pode compartilhar o que há em seu interior com o mundo. Que consiga capturar e aproveitar de verdade os momentos gloriosos, por menores que sejam.

Não tenho muitos arrependimentos, pois viver no momento presente é uma coisa natural para mim. Quando eu tinha 15 anos, meu pai morreu de repente em um acidente de avião, e não ter arrependimentos realmente me ajudou a superar essa crise.

Quero reforçar para meus entes queridos a importância de viver o momento, de se esforçar ao máximo para fazer o seu melhor e sem arrependimentos, porque não temos como saber o que o amanhã nos reserva. Tente viver como se todo dia fosse um presente, porque acredito que é.

Eu me arrependo de perder tempo ficando nervoso, me preocupando, tentando fazer as coisas serem de certa forma. Dizem que minha avó tinha um lema: "Não me preocupo com as coisas que não posso controlar." Eu queria ter pensado mais assim.

Teve a vez que fui embora de um festival de música às 2h30 da madrugada, decidindo não esperar Jimi Hendrix porque achei que poderia assistir ao show dele outro dia. Três semanas depois, ele morreu. Então acho que a lição é a seguinte: não deixe nada para depois e tenha paciência. E não perca uma oportunidade.

Minha mãe morreu sozinha em um quartinho feio de hospital em Newton, Mississippi. Ela devia ter morrido com todos nós ao seu lado, segurando-a da mesma forma que ela nos segurou por toda a nossa vida. Nós deveríamos estar lá para acalmá-la como ela nos acalmava, para confortá-la no fim de sua jornada. Durante toda a minha vida adulta, sempre que minha irmã e eu íamos embora da casa da minha mãe, ela ficava parada no portão acenando para nós até desaparecermos de vista. Deveríamos ter ficado ao lado dela enquanto ela partia desta vida.

Se tenho um arrependimento, é não ter ensinado melhor aos nossos filhos sobre a importância de permanecerem unidos e cuidando um do outro. Achei que tinha feito um bom trabalho – falei muito sobre isso –, mas, apesar de eu saber que eles se amam e com certeza ofereceriam uma mão amiga em um momento de crise, eles não parecem tão interessados em conversar um com o outro tanto quanto eu gostaria, e acho que não demonstram amor um pelo outro com frequência.

Eu queria saber consertar isso. Tenho esperança de que seja apenas uma fase e que, conforme fiquem mais velhos, eles entendam a importância de ter um irmão. Nunca perca a esperança.

Um dos meus cinco maiores arrependimentos é ter perdido a festa de aniversário de 60 anos de casamento dos meus pais para dar uma palestra. Perto da festa, essa palestra é um acontecimento tão pequeno na minha vida... Perder a última grande festa dos meus pais é um assunto recorrente na minha terapia.

Ter pais idosos deveria ter feito com que a decisão fosse óbvia. Mas nem sempre essas coisas são óbvias. Às vezes, você tem toda a intenção de ir, mas parece haver muito tempo para enrolar. Outro grande arrependimento foi não levar meu neto ao seu primeiro dia na escolinha, sua entrada no mundo social após anos recebendo o amor e os cuidados da avó em casa. Avós podem visitar a escola todos os dias. A escola era longe, e eu sabia que poderia ir em um momento mais conveniente, na primavera ou no verão. Tragicamente, em um feriado do Dia da Independência, Jeremiah se afogou. Eu pagaria uma fortuna para poder passar um último dia vendo meu neto brincar.

Então, uma mensagem essencial do meu testamento ético é ter a humildade e a sabedoria de admitir que nunca sabemos quanto tempo nós ou nossos entes queridos temos neste planeta. Comporte-se como se não existissem segundas chances – porque elas podem não existir mesmo – e não arrisque o arrependimento avassalador de não aproveitar essas oportunidades.

Me arrependo de não passar mais tempo com parentes e amigos. Me arrependo de ter tido comportamentos desagradáveis que afastaram as pessoas de mim. Me arrependo de não ter sido mais responsável quando era jovem e de ter passado um tempo na prisão em vez de criando minha filha. Me arrependo de não ter viajado o bastante para a Costa Leste para visitar meus irmãos, meus sobrinhos, meus parentes, minha mãe. Me arrependo de estar "ocupado demais" vezes demais.

Venho de uma família grande, mas nunca me casei e não tenho filhos. Não tenho nem um cachorro. Apesar de não acreditar que casamento e família são ideais para todo mundo, costumo me perguntar se minha vida teria sido melhor com uma esposa e filhos. Será que perdi a chance de descobrir o sentido real da vida? Queria ter me esforçado mais para falar com meus irmãos com frequência. Tenho nove irmãos, e nem sempre é fácil manter contato com todos eles. Geralmente é nossa mãe quem dá notícias de todo mundo. Assim, não somos tão próximos quanto éramos na juventude. Então eu queria tê-los procurado com mais frequência para transmitir meu amor, principalmente sendo o irmão mais velho.

Eu queria ter procurado os outros com mais frequência. Mais novo, eu era tão tímido e envergonhado que literalmente congelava. Levei décadas para superar minha paralisia. Sinto muito por ter perdido tantos anos. Eu queria ter sido mais útil.

Meu maior arrependimento é todo o tempo que passei em outro lugar enquanto estava fisicamente na presença dos meus entes queridos. Pensando sobre como resolver um problema distante, por mais nobre que fosse a causa, acabei não dando atenção às pessoas que amo. Não é apenas uma questão de desligar o telefone. Respirar intencionalmente a cada momento e me manter no presente sempre me ensinam uma lição. Isso me ajuda a ter sentimentos mais intensos, às vezes de sofrimento e tristeza, mas também de amor. Porém, quando faço isso, entendo melhor e consigo estar realmente presente para as pessoas que amo.

O medo me impediu de fazer as coisas que eu queria. Espero que meus entes queridos superem o medo de seguir sua intuição e seu propósito.

Eu me arrependo de ter demorado demais para confrontar uma amiga que estava sofrendo, porque tive medo de ela cortar relações comigo. Talvez eu pudesse ter aliviado um pouco da sua dor, e vou sempre questionar minha hesitação. Por fim, acabei intervindo, e foi tão difícil quanto eu imaginava. Ela passou dois anos sem falar comigo. Mas, após um profundo período de cura, ela está melhor, e não me arrependo da minha decisão. Somos mais próximos do que nunca agora.

Quando nossos filhos eram pequenos, passei muito tempo me dedicando ao meu consultório médico. Como consequência, perdi parte da infância deles. No entanto, minha esposa fez um ótimo trabalho. Sei que eles me amam, e eu os amo também. Mas nunca terei de volta tudo que perdi.

Agora é a sua vez.

Qual é o seu maior arrependimento, e como seus entes queridos podem evitar cometer o mesmo erro? O que você queria ter feito, por quê, e o que essa atitude pode agregar à vida dos seus entes queridos?

Você tem arrependimentos parecidos com os que acabou de ler? Eu, pelo menos, tenho, e sei que, ao longo das três décadas e meia que passei escutando os arrependimentos dos outros, aprendi muitas coisas que me ajudaram a evitar certos erros, tornando minha vida menos dolorosa, mais bonita e mais significativa. Espero que compartilhar meus arrependimentos restantes ajude meus filhos da mesma maneira.

Há um motivo para essa ser a primeira pergunta. Começar pelo arrependimento demonstra coragem e a disposição de contar uma história. Demonstra vulnerabilidade e uma reflexão honesta, agregando credibilidade e profundidade às nossas respostas para todas as próximas perguntas. Começar com um reconhecimento sincero das coisas que não fizemos, mas desejaríamos ter feito, pode acima de tudo ajudar nossos entes queridos a evitar, pelo menos um pouquinho mais do que fariam naturalmente, seguir as expectativas dos outros em detrimento dos próprios sonhos; a evitar o medo que impede tantos de nós de buscar ajuda; e a evitar perder oportunidades de celebrar a vida e compartilhar mais amor, não apenas em momentos importantes, mas todos os dias. Fale sem receios sobre os seus arrependimentos, para que seus entes queridos aprendam com você agora e depois da sua partida.

2
Quando você seguiu seu coração?

Sua visão vai clarear apenas quando você conseguir enxergar dentro do seu coração. Aquele que olha para fora sonha; aquele que olha para dentro desperta.

– Carl Jung

Na minha família, as pessoas não gostam de correr riscos. Todos os meus quatro irmãos moram a poucos quilômetros da casa em que fomos criados em Minnesota. O bairro residencial da década de 1960 em que cresci era um lugar onde a postura social mais apropriada era sempre manter a cabeça baixa demonstrando humildade; o ideal era ser o mais discreto possível. Meu pai costumava desmerecer a criatividade, dizendo que era fútil. Simples era melhor do que chique, e isso valia para praticamente todas as pessoas, coisas e lugares. Minhas três irmãs estudaram na mesma faculdade, porque meu pai insistiu que elas frequentassem uma instituição que ficasse perto de casa, com dormitórios femininos separados dos masculinos e toque de recolher, e, na cabeça dele, e na delas, se um lugar era bom o suficiente para uma, era bom para todas.

O pior era que, durante toda a minha infância, uma sensação de tragédia iminente sempre pairou no ar. Essa sensação emanava do meu pai. Ele vinha de uma família pobre, do tipo que fazia fogueiras com papel encerado para se aquecer no inverno. Na adolescência, tinha apenas duas calças, uma para o trabalho, que lavava toda noite, e outra para as demais situações. Quando eu era pequeno, meu pai escondia moedas de ouro sob o fundo falso de um armário no porão e em um buraco sob o carvalho do quintal dos fundos, para o caso de, nas suas palavras, "Deus me livre, termos que fugir um dia e precisarmos comprar pão". Eu era só um garotinho, agora apavorado com a possibilidade de ficar sem amparo ou ter que fugir de algum opressor sem rosto, semelhante a um nazista. Um dos seus ditados favoritos, traduzido do iídiche, era "Até um gato faz merda". Essa era a sua maneira de dizer que cada ato, cada decisão, cada ângulo precisa ser cuidadosa e completamente considerado, porque alguma coisa minúscula, inesperada, pode acontecer e causar um desastre. Quem não usasse a cabeça poderia acabar morto, metafórica ou literalmente. Foi uma educação assustadora e o motivo por trás de boa parte da ansiedade que até hoje às vezes me domina, uma ansiedade capaz de sugar a alegria da vida por dias, semanas e até meses.

Apesar de eu ter crescido nesse ambiente assustador e ansioso, houve dois momentos da minha vida em que consegui deixar o coração me guiar em vez de obedecer à minha cabeça. Nas duas, fui contra o meu pai. A primeira foi quando decidi não entrar para a empresa de reciclagem de sucata da família nem estudar direito, e entrar para a escola rabínica. Quando contei ao meu pai que tinha decidido ir para o seminário depois de concluir a faculdade, sua resposta foi:

– Rabinos são pedintes.

Essa era sua forma de me alertar sobre o erro de trabalhar para alguém que não fosse eu mesmo, algo que provavelmente veio de rabinos terem lhe pedido dinheiro várias vezes ao longo dos anos.

Meu pai tinha razão, mas apenas nas pequenas coisas. Sim, ser rabino é servir a milhares de pessoas e não estar completamente no controle da trajetória da sua carreira. É estar sujeito a um conselho administrativo, a críticas e a expectativas que os outros depositam em você por causa da relação estranha que podem ter com o seu papel. Há funerais, tantos funerais, tanta tristeza, doenças, divórcios, desespero e problemas com os quais preciso ajudar as pessoas, geralmente em detrimento da minha própria família e da minha própria alma. E, sim, existem os pedidos por dinheiro. Aquela velha piada que diz "Os ricos costumavam fazer fila na porta dos sábios; agora os sábios fazem fila na porta dos ricos" é verdade. Sou responsável pelo bem-estar de uma instituição imensa, que requer dezenas de milhões de dólares por ano para realizar sua missão, e a responsabilidade por conseguir esse dinheiro costuma ser minha. Ser "pedinte", como meu pai disse, é estressante, às vezes humilhante, sempre exaustivo e nunca suficiente.

Mas eu sempre soube, desde pequeno, que tinha sido convocado para o rabinato. O fascínio que sentia pelas histórias bíblicas, a grandiosidade silenciosa do meu santuário de infância, a criatividade emocionante da música e da poesia na língua antiga, os rabinos sábios, o conforto que eu sentia entre os meus, a sensação de significado transcendental que define todas as buscas espirituais... tudo isso falava ao meu coração. Por mais difícil que tenha sido, não consigo imaginar outro destino para mim.

Pouco depois de eu contar ao meu pai a minha decisão, lembro que o pai da minha namorada da faculdade me disse:

– Eu ficaria muito orgulhoso se meu filho decidisse ser rabino.

Pode não parecer grande coisa hoje, porém foi nesse momento que entendi que nem todo pai temia uma decisão tomada sem o medo de que um gato fosse fazer merda. Havia pessoas que se orgulhavam quando os filhos seguiam seu coração, e eu podia ter orgulho de seguir o meu.

Por muitos anos após minha ordenação, quando dava um sermão no púlpito, meus pais saíam cedo de Palm Springs e vinham para Los Angeles me ouvir. Não importava quantas pessoas estivessem no culto, quando eu olhava para a congregação, os maiores sorrisos eram do meu pai e da minha mãe. A decisão de me tornar rabino não apenas mudou minha vida, como a formou.

A segunda vez que segui meu coração foi uma decisão sobre a qual não tive controle nem escolha. Uma verdade óbvia de um jeito que eu nunca tinha encontrado antes. Muitas pessoas tiveram a sorte de sentir isso pelo menos uma vez na vida.

Lembro como se tivesse acontecido hoje: Cincinnati, estado de Ohio, fevereiro de 1984. Estou na minha sala, no emprego de meio expediente que eu conciliava com a escola rabínica, administrando a escola dominical de uma pequena sinagoga. Então entra a professora de artes com uma amiga.

– Esta é a Betsy, ela veio me visitar hoje – diz ela.

Fico tão atordoado que só consigo escutar a primeira palavra da professora. Ao encontrar os olhos azuis e tímidos de Betsy, minha alma desperta. (Eu nunca tinha entendido a expressão "Os olhos são o espelho da alma" antes daquele momento.) Fico instantaneamente apaixonado. Depois, soube que Betsy se sentiu exatamente do mesmo jeito.

Concordamos em jantar naquela noite. O jantar se transformou em um encontro de 12 horas, boa parte delas com os dois sentados diante do rio Ohio, falando tranquilamente sobre a nossa vida. Meu término recente, a batalha recente dela contra o câncer, o romance fracassado que a esperava em Nova York, nossos sonhos, gostos e amores, nossas famílias, nossas dores... Então veio o próximo encontro. Estávamos sentados no sofá, no meu apartamento, prontos para sair para jantar e ir a um show. Senti uma vontade avassaladora de abrir o coração, de um jeito que nunca tinha acontecido.

– Betsy, acho que você é a pessoa certa para mim.
– Acho o mesmo em relação a você – respondeu ela.
– Então estamos noivos? – perguntei.
– Acho que sim – disse ela de um jeito que parecia que nós dois tínhamos apenas afirmado a existência da coisa mais banal do mundo, como a gravidade ou o oxigênio.

Então, aos 24 anos, depois de apenas algumas horas de conversa, liguei para meus pais e contei que iria me casar.
– Com quem? – perguntaram eles, chocados.
– Com uma garota que conheci na semana passada – respondi, sem ter a mínima ideia de como isso deve ter soado assustador para eles.

Meu pai falou primeiro. Ele tinha uma ótima intuição, sabia se virar e conhecia muito bem as próprias crenças. Um de seus momentos mais memoráveis foi quando disse ao meu irmão: "Achei que tinha cometido um erro, mas eu estava errado."
– Steven, você não vai casar – rebateu ele. – Você está cogitando ficar noivo.

Mas eu não tinha nenhuma dúvida, então respondi com um tom e uma linguagem que jamais tinha usado com meu pai:
– Pai, não seja um estraga-prazeres. Eu vou casar.

E então minha mãe, que sempre foi mais compreensiva do que ele nas questões do coração, apenas disse:
– Estamos animados para conhecê-la.

O resultado dessa decisão tomada apenas com o coração foram quase quatro décadas de risadas, amor, filhos, às vezes pouco dinheiro, sexo e sexo nenhum, minha batalha contra a ansiedade, seguida por uma lesão da medula espinhal, uma cirurgia, opioides e depressão, seis cirurgias dela por causa de um novo câncer e outra doença, filhos encrencados, filhos nos deixando orgulhosos além da conta, mais risadas, família e amigos que nos amam, outros que nos decepcionaram, conhecer o mundo juntos e então aprender a amar simplesmente estar em casa, sem falar nada, satisfeitos e de mãos dadas sob as cobertas. Nós nos machucamos, nos curamos, nos ofendemos, nos perdoamos, sofremos, nos preocupamos e seguimos juntos por todo o caminho, aconteça o que acontecer. Sabemos que somos abençoados e agradecemos a Deus por termos um ao outro.

Ao serem questionadas sobre a coisa mais importante de sua vida, as pessoas geralmente respondem que é a família, o trabalho ou alguma paixão à qual dedicaram boa parte do seu tempo. Ao serem questionadas sobre como e por que decidiram dedicar sua vida a essas pessoas, profissões ou causas, a maioria diz que fez isso porque resolveu ouvir seu coração em vez de seguir o caminho convencional, racional, a decisão que os outros esperavam. Essa é uma das maiores lições da vida. Você não precisa aceitar apenas o que eu digo. Escute as pessoas a quem fiz essa pergunta.

Precisei me perguntar o que é coração e o que é cabeça. Acredito que ouvir Deus é ouvir meu coração.

Em 22 de janeiro de 2019, finalmente me rendi e contei a verdade para Bob e os médicos, a verdade sobre mim mesmo, que eu tinha voltado a usar drogas. Eu estava me recuperando de uma convulsão causada por uma overdose de analgésicos que importava da China e da Índia, sem saber o que havia neles.

Finalmente, encontrei um vislumbre de aceitação, aquele toque de graça divina, e admiti minha recaída. Eu já tinha ido parar na emergência muitas vezes devido a overdoses, mas, por algum motivo, Deus/a graça divina/meu coração foi capaz de passar por cima da minha negação naquele momento e me levar a ser completamente sincero e me render. Isso salvou a minha vida.

O que me fez participar do protesto contra a Guerra do Vietnã no Monumento de Washington? Com certeza não foi a minha cabeça. Eu era capelão militar. Estava tão indignado com a guerra, travada por homens e mulheres jovens que usavam um uniforme igual ao meu, que não senti que tivesse escolha. Então cantei, gritei, aplaudi, sacudi o punho no ar e proclamei minha disposição de continuar lutando pelo que eu considerava ser a justiça e a moralidade. O tempo todo, eu usava minha farda com a insígnia de capitão. (Depois do treinamento básico, a única roupa que cabia em mim era a farda.) No dia seguinte, tive o tipo de reunião com o general-comandante que nenhum militar desejaria ter. Mas a guerra era errada. E fiz o que precisava ser feito.

O assassinato de Martin Luther King foi um divisor de águas na sociedade americana. Em que tipo de mundo vivemos? Eu sabia o que faria nos meses seguintes. Mas naquela noite? Na noite da morte de King? Não foi a inteligência que me levou a Bronzeville, o epicentro histórico da comunidade afro-americana em Milwaukee, naquela noite. A cidade estava em combustão; Chicago pegava fogo. Havia pessoas nas ruas bradando sua indignação. Havia pastores negros e líderes comunitários que tinham se tornado não apenas colegas, mas amigos e parceiros.

Eu podia ter permanecido seguro na minha casa. Isso seria racional. Mas meu coração sangrava. Dirigi até o centro da cidade. Nós nos abraçamos. Choramos. E começamos a fazer planos.

A autopreservação é racional. Quando fui para Moscou, minha esposa disse para meus filhos se prepararem para a possibilidade de não me verem por muito tempo. Eu era parte de um pequeno grupo na Nova Inglaterra que queria que rabinos treinados entrassem na Rússia soviética para levar suprimentos religiosos e outros itens desesperadamente necessários para as famílias de *refuseniks* judeus. Essas famílias tinham perdido seus empregos em universidades e no comércio porque insistiam no direito de sair da União Soviética e ir para Israel ou para os Estados Unidos. Eu participava de protestos, marchas e organizava a liberação de meus irmãos e irmãs. Fui preso na frente de um consulado soviético. Eu estava em Bruxelas para a primeira conferência mundial sobre o judaísmo soviético. Mas então resolvi colocar – literalmente – minha liberdade, ou minha vida, em jogo. Levei uma quantidade imensa de mercadorias contrabandeadas comigo. Dei aulas para crianças judias em escolas clandestinas. Fui de apartamento em apartamento para transmitir uma mensagem de esperança. Meu quarto de hotel foi grampeado. Eu era constantemente seguido. Meu povo clamava:

– Nos libertem!

E eu ajudei.

Meus filhos conhecem essas histórias – e a vida deles reflete esse conhecimento. Estou tentando explicar as obrigações que sinto como ser humano e como judeu pelo bem-estar do meu povo e de todas as outras pessoas. As decisões que tomei não foram apenas impulsionadas pelo coração, mas pela esperança de que as gerações futuras aceitem meus atos como um exemplo das decisões que vão precisar tomar por conta própria.

Eu me assumi gay quando tinha 30 e tantos anos. Finalmente percebi que precisava viver como a pessoa que eu realmente era, e não fingir ser alguém diferente. Meu coração sempre me disse quem eu era, mas meu cérebro me convencia a tentar ser outra pessoa. Depois que aceitei minha sexualidade, minha vida nunca mais foi a mesma. Eu me tornei uma pessoa bem mais autêntica, mais solidária, e boa parte da minha raiva se foi. Desde então, fui abençoado com uma vida maravilhosa.

Adoro essa pergunta, porque seguir meu coração sempre me trouxe as maiores bênçãos. Há muitas que eu poderia compartilhar – a vez que recusei um emprego com um salário melhor para aceitar aquele que meu coração preferia, o que acabou rendendo promoções melhores. Mas, se eu precisasse escolher a melhor de todas, seria a decisão de adotar minha linda garotinha quando eu tinha mais de 40 anos. Muita gente tentou me dissuadir de fazer isso nessa fase avançada da vida, com um marido mais velho na época e tentando me firmar na minha carreira. O momento não era o ideal, e meu cérebro absorveu muitas pressões que eu enfrentava, todos os motivos pelos quais aquela não seria uma boa decisão. Eu tinha passado a vida toda trabalhando. Formar uma família nunca havia sido uma prioridade até, mais velha, eu me casar e, pela primeira vez, sentir um desejo profundo de ser mãe e ter uma filha. Foi uma decisão que veio apenas do meu coração e, apesar do medo, da idade, da minha situação financeira frágil, adotei aquele serzinho precioso da Guatemala e a trouxe para os Estados Unidos, e essa foi a melhor decisão que já tomei. Um monte de gente já comentou sobre a oportunidade maravilhosa que dei a essa criança. A verdade é que ela é o meu maior presente, minha professora, meu grande amor, minha oração mais profunda.

No verão de 1993, decidi viajar para as montanhas do Colorado, especificamente para seguir meu coração – sem planejamento. Meu plano era dirigir até as montanhas, acordar todas as manhãs e seguir o caminho que minha intuição apontasse. Em poucos dias, cheguei a Taos, no Novo México, onde conheci Phillip, que se jogou comigo na minha aventura, e passamos alguns dias fazendo trilhas e tomando banho nas fontes termais perto do rio Grande, pescando com o filho de 6 anos dele, Alex, e simplesmente seguindo o fluxo. Depois da viagem, voltei para Nova York, mas, apesar de todos os motivos lógicos que diziam que aquilo seria uma loucura completa, me mudei para Taos seis meses depois, para formar uma família com Phillip e Alex. Após 28 anos, continuo casada, sendo mãe de Alex (e de outros dois), e nada disso teria acontecido se eu tivesse seguido meu cérebro em vez do meu coração.

Acredito que eu tenha seguido mais meu coração do que minha cabeça. Abandonei o direito e resolvi escrever um livro sobre um julgamento em Israel, porque era o que meu coração queria. Isso me fez seguir um rumo só meu. E constantemente sigo meu próprio ritmo.

Imagino que, se tivesse ido pela minha cabeça, eu teria ganhado mais dinheiro, mas seguir meu coração me rendeu uma vida muito mais rica – maravilhosamente plena e interessante. As pessoas que conheci, os lugares a que fui, as experiências que tive – tudo foi impressionante e ultrapassou minhas expectativas e minha imaginação.

Quando conheci meu marido, nossas famílias moravam em lados opostos do mundo. Sob um ponto de vista logístico, nossa relação era completamente impraticável. Mas meu coração sabia que eu compartilharia minha vida com ele. Resolvemos nos casar duas semanas depois de nos conhecermos, ficamos oficialmente noivos em quatro meses e, um ano depois, celebramos um casamento com uma festa que durou uma semana, com milhares de pessoas. Estamos comemorando nosso 25º aniversário de casamento neste ano, temos duas filhas maravilhosas e uma família cheia de amor. Mal posso esperar pelas Bodas de Ouro!

Pedir desculpas e perdoar são lições constantes, que vêm do coração, não da cabeça. Quando você ofender alguém ou fizer alguma besteira, tome distância da sua mente e reúna a coragem de seguir seu coração. Ofereça um pedido de desculpas sincero, sem tentar se justificar, e se esforce para nunca mais cometer o mesmo erro. Por outro lado, esteja disposto a perdoar para conseguir viver. Abra mão de rancores. Eles destroem famílias e estragam relacionamentos.

∽

Quando eu tinha 18 anos, corri atrás de um garoto bonito de 20 anos antes que ele entrasse no banheiro do restaurante em que estávamos. Eu o conhecia. Na verdade, eu tinha namorado o irmão dele. Eu estava nervosa, mas disse:
– Quando você terminar com ela – ele tinha namorada na época –, e você vai terminar... me liga.
Então corri de volta para a minha mesa. Um ano e meio depois, um amigo meu encontrou esse garoto e, sabendo como eu me sentia em relação a ele, o incentivou (o pressionou) a me ligar. Ele ligou. Desde então, passaram-se 37 anos incríveis, tivemos três filhos maravilhosos e quase quatro décadas de alegria, risadas, lágrimas e aventura. O resto é história.

∽

Esta é fácil, porque não consigo me lembrar de muitas vezes em que segui meu coração em vez do meu cérebro. Eu costumava me achar parecido com o Spock, de *Jornada nas estrelas*. Era todo lógica. Casar com minha esposa foi a única vez que posso dizer que segui meu coração em vez da razão.

Ela era perfeita: linda por dentro e por fora, bondosa, extrovertida e se preocupava com os outros. Todos a amavam. Quando a conheceu, um amigo que é muito rígido ao julgar outras pessoas me disse que eu seria um idiota se não casasse com ela.

Tudo parecia muito lógico, mas ela não era judia. Por anos, esse tinha sido o maior impeditivo para me casar com alguém. Meus pais eram sobreviventes do Holocausto, e eu carregava nas costas o peso do povo judeu. Como eu poderia decepcionar meus pais? Como eu poderia decepcionar meu povo? Como eu poderia *me* decepcionar? Mas, no fundo da alma e do coração, eu sabia que ela tinha a característica judia mais importante: ótimos valores. Para falar a verdade, ela é a judia perfeita.

Segui meu coração, e isso obviamente acabou sendo a melhor decisão da minha vida.

Eu não queria ter um terceiro filho. Meu marido, que tem dois irmãos, ficava me pedindo, mas eu tinha medo das noites insones, do trabalho extra e da falta de tempo para mim. Passei oito anos dizendo não; dois filhos era suficiente. Um dia, quando fui buscá-los na escola (eles tinham 11 e 8 anos na época), os dois ficaram tagarelando sobre o que tinham aprendido na aula, olhei para o rostinho e as mãos sujas deles e fui preenchida por um amor... Eu estava olhando apenas as partes difíceis de ser mãe e tinha me esquecido das alegrias. Em outras palavras, eu estava sendo lógica demais, e pouco emotiva. Cheguei em casa e falei para o meu marido:

– Vamos tentar ter o terceiro.

E conseguimos.

Quando me formei na faculdade, me mudei com meu namorado da época para Los Angeles. Eu não tinha emprego nem apartamento próprio. Meus pais ficaram muito preocupados e deixaram isso bem claro. Mas eu estava apaixonada, tinha uma sensação boa a respeito dele e do nosso relacionamento. Para falar a verdade, sei que ele não tinha tanta certeza quanto eu, mas deixei isso de lado e resolvi ter certeza por nós dois. Olhando para trás, sem dúvida foi um risco imenso. Nós éramos muito jovens, e enquanto ele estava prestes a começar uma especialização em direito em Los Angeles e sua família inteira morava na cidade, eu tinha depositado todo o meu futuro nele. Hoje, estamos prestes a comemorar nosso aniversário de 24 anos de casamento. Apesar de eu geralmente achar que é importante usar o coração e o cérebro em conjunto, pode valer a pena deixar o coração mostrar o caminho de vez em quando, contanto que você compreenda os riscos e seja maleável o suficiente para se reorientar caso seja necessário.

Segui meu coração/minha alma durante boa parte da minha recuperação e, verdade seja dita, até antes disso. Seguir minha alma me traz alegria, fascínio, amor, verdade, bondade, compaixão e justiça. Consigo identificar a coisa certa a fazer e, quando sigo a minha alma, vivo junto de Deus. Amo a vida, e a vida me ama, independentemente de eu conseguir o que desejo ou não. Seguir minha alma me traz clareza, aceitação e uma vida em harmonia com os princípios nos quais acredito.

Após o tiroteio na sinagoga Tree of Life em Pittsburgh, lembro de estar diante de um mar de rostos numa manifestação com pessoas de diferentes crenças. Eu sentia tanta raiva por uma coisa daquelas ter acontecido. Segundo os jornais, o atirador estava furioso com os judeus por apoiarem a vinda de refugiados muçulmanos para os Estados Unidos. Eu sabia que precisava estar lá, para dar apoio aos amigos que, anos antes, tinham ficado ao meu lado na minha mesquita quando sofremos ameaças. Fazer isso significava ir contra a política da minha organização de não dar declarações. Dei mesmo assim, sabendo que eu precisava estar lá. Precisaria bater de frente com muitas pessoas que respeito, mas fiz o que meu coração estava me dizendo. Então me esforcei para informá-las e consultá-las o mais rápido possível. Achei que seria uma tarefa árdua, com base em experiências anteriores, porém dessa vez o coração delas também compreendeu.

Naquele dia, meu coração mostrou o caminho. Ele sentiu dor e tristeza junto com todos que estavam naquela manifestação. Eu estava no lugar certo. Desde então, passei a consultar meu coração sempre. Antes daquele momento, eu me orientava pela razão e não dava valor aos rumos para os quais meu coração apontava. Se eu tivesse escutado meu cérebro, provavelmente ficaria em casa por medo e segurança. Seguir o coração é arriscado, mas não imagino viver de outra maneira.

Em um ato de loucura, dez dias após nosso gato de 20 anos morrer, insisti em adotar outra gatinha. Ela havia sido resgatada de um abrigo, onde estava na lista de animais para serem sacrificados. Fora abandonada pelo menos duas vezes. Por ter uma condição médica, era difícil cuidar dela, e a classificaram como "agressiva". Nosso veterinário ficou muito reticente com a decisão. Mas quando eu vi a foto soube que ela era nossa gata.

No fim das contas, ela acabou se mostrando o animal mais doce e carinhoso que já conheci. Ela encarava a vida com tranquilidade, não reclamava de precisar comer sua ração especial e de tomar remédios, e foi uma companheira amorosa desde o dia em que entrou na nossa casa e se recusou a sair de perto de nós, até mesmo para explorar os outros cômodos. Nove anos depois, quando ela finalmente morreu de forma inesperada, ficamos arrasados. Mas também sabíamos que tínhamos vencido.

No fim da vida de Eddie, segui meu coração e minha compaixão por ele. Eu não queria perder meu marido, o pai dos meus filhos, mas ele estava sofrendo e havia chegado o momento de deixá-lo ter paz. Obviamente foi uma coisa que mudou minha vida para sempre, já que ele partiu. Também percebi quanto eu sentia falta da sua presença física, mesmo quando ele precisava de cuidados. Sempre digo para as pessoas abraçarem seus entes queridos e, no fim da vida deles, pegar na mão deles, beijá-los, porque essas coisas fazem falta quando deixam de ser possíveis.

Em que momentos você seguiu seu coração e não a razão? Por que e como isso mudou a sua vida?

Certa vez, um psiquiatra me disse que crianças e adolescentes fazem besteiras porque o cérebro deles ainda não se desenvolveu por completo. Sem a parte do cérebro que considera as consequências potenciais de suas decisões, eles costumam pensar apenas nas recompensas. Conforme amadurecemos, analisamos o possível lado negativo de praticamente todas as nossas escolhas. Ficamos mais relutantes a correr riscos, menos espontâneos. Então é irônico que, para a maioria de nós, as pessoas e os anseios que carregam mais significado sejam aqueles que escolhemos com o coração.

É claro que seguir o coração nem sempre dá certo e nem sempre é a melhor forma de encarar a vida. Às vezes, o cara por quem você atravessou o país para casar acaba se mostrando um idiota. Às vezes, seu emprego dos sonhos, que pagava menos mas parecia mais recompensador, acaba sendo um pesadelo. Às vezes, quando apostamos nossas fichas, perdemos. Houve uma época em que eu e minha esposa estávamos cogitando comprar uma casa que amávamos, mas que não conseguiríamos bancar, e liguei para o meu pai para pedir conselho. Falei que a casa era perfeita, que seria um ótimo investimento para o futuro e que, apesar de não termos dinheiro para comprá-la, todo mundo dizia que conquistar a primeira casa era mesmo um perrengue. Meu pai respondeu:

— Steve, existe uma diferença entre um perrengue e uma má decisão. Use a cabeça. Não compre a casa.

Ele tinha razão. Seguir o coração nem sempre dá certo, pelo menos não do jeito como queríamos. Para alguns de nós, mesmo que as coisas funcionassem, é difícil nos desapegarmos dos ditames da nossa criação e da sociedade, que nos dizem: não se arrisque, tome a decisão segura. A boa notícia é que nunca é tarde demais para escutar seu coração. Uma única vez pode mudar sua vida de um jeito lindo. E, como disse uma pessoa que atravessou o país para ficar com o namorado, não tenha medo das consequências, "contanto que você compreenda os riscos e seja maleável o suficiente para se reorientar caso seja necessário". Se você já se sentiu preenchido por uma decisão tomada com o coração, conte essa história para seus entes queridos, para que eles também se sintam inspirados a fazer o mesmo.

E diga que não se preocupem com o gato. Pelo menos não o tempo todo.

3
O que faz você feliz?

Felicidade não é um objetivo;
é uma consequência.

– Eleanor Roosevelt

Uma vez, vi um homem adulto pular de alegria. Aconteceu durante uma festinha de fim de ano na casa do filho dele. Eu estava lá me passando por convidado, mas a verdade era outra. Depois que todo mundo chegou, o filho do homem se dirigiu ao grupo.

– Sei que vocês todos acham que foram convidados hoje porque vamos anunciar nosso noivado – disse ele, olhando para a mulher com quem namorava havia dois anos –, mas não. Não vamos ficar noivos hoje. – Ele fez uma pausa para garantir que todo mundo ficasse desanimado e, no melhor momento possível, gritou: – Nós vamos casar, e o rabino está aqui! – Então ele apontou para mim.

Foi então que vi seu pai começar a pular, batendo palmas e gritando com o rosto vermelho de alegria:

– É isso aí! É isso aí!

Então o noivo abriu o armário do corredor, pegou um dossel para montar um altar e seis smokings para seu pai e cinco amigos. As calças estavam compridas demais, então peguei um grampeador na mesa do escritório, grampeei a bainha de todos e celebramos o casamento. Em resumo, foi perfeito.

Nunca me esquecerei desse momento sublime na vida daquele homem. Mas foi só por causa de um momento, ou havia algo mais ali?

Tendemos a pensar na felicidade como um evento único ou um momento espontâneo causado por fatores externos que não controlamos – tipo um golpe de sorte surpreendente, como ganhar sozinho na loteria. Porém, na maioria dos casos, a felicidade verdadeira exige um processo e é um produto do viver no momento presente dia após dia, semana após semana, mês após mês, e até décadas. Em outras palavras, ao contrário do prazer, que é súbito e fugaz, a felicidade é o fruto de uma árvore que cresce aos poucos. Aquele homem pulou de alegria porque aquele momento não era um momento, mas o resultado de décadas do comprometimento, da ansiedade, da frustração, das risadas e do amor de ser pai, do laço especial que ele e o filho forjaram ao longo de décadas e da emoção coletiva pela felicidade do seu filho.

Até os momentos felizes que parecem espontâneos são resultado de um planejamento cuidadoso e de muita reflexão. O primeiro beijo que um casal troca no casamento, as lágrimas e as danças felizes ao longo da noite – tudo isso costuma vir de meses de esforço e preocupações com um cerimonialista, um bom serviço de bufê, florista, banda e muitos outros profissionais, e antes disso meses ou anos de amor e carinho um pelo outro; momentos cultivados e alimentados ao longo do tempo. É a vida reflexiva e consciente que traz alegria, não o contrário. Ou, como disse sabiamente uma pessoa: "Não canto porque estou feliz. Estou feliz porque canto."

Mas a felicidade vai muito além de um esforço feito ao longo do tempo. Também depende de que outros nos ajudem a criá-la e compartilhem da nossa alegria, da mesma forma que ajudamos a criar e compartilhamos da alegria deles. Os antigos entendiam que sozinhos podiam ficar satisfeitos, mas não felizes. Sim, seus momentos mais bem-sucedidos provinham de trabalho duro e de um planejamento cuidadoso, mas também de peregrinações comunitárias, e do sacrifício de muitos alimentos e animais valiosos em determinados momentos do ano. Não havia nada de espontâneo, isolado ou solitário na vida deles. Alguns dos sacrifícios eram oferecidos a chefes de tribo, xamãs, padres ou profetas, outros eram feitos a divindades em um altar em chamas, porém boa parte era compartilhada por grupos familiares. Essas eram as poucas ocasiões no ano em que pessoas comuns se alimentavam de carne, com clãs e tribos se juntando em reuniões de família imensas, barulhentas e lindas.

A maioria das pessoas que responderam à pergunta sobre felicidade mostrou que pouca coisa mudou desde a Antiguidade. A felicidade verdadeira é comunitária. As canções mais felizes da vida não podem ser um solo. Se não for uma experiência compartilhada, é uma coisa diferente de felicidade – contentamento, prazer momentâneo, talvez hedonismo, mas não felicidade plena. O Dia de Ação de Graças, o Natal, o shabat, os aniversários, as festas de casamento, os batizados, as formaturas, as férias – não há nada solitário nem espontâneo nessas coisas. Todos nós desejamos solidão em alguns momentos e a paz interior que ela pode trazer, porém a felicidade é uma empolgação que preenche o coração e que sentimos quando estamos juntos de outras pessoas para comemorar uma chegada após uma longa jornada feita com amor e fé no significado da vida.

Há uma história famosa sobre o violinista Isaac Stern, que foi abordado por uma fã certa noite.

– Ah, senhor Stern – disse a mulher, emocionada –, eu daria tudo para conseguir tocar violino de maneira tão sublime quanto o senhor.

Ao que Stern respondeu:
– Você abriria mão de dez horas por dia?

Para aqueles de nós que buscam felicidade, os depoimentos que você está prestes a ler falam sobre a sabedoria de dedicar tempo e amor às pessoas mais próximas. Pois apenas o tempo e o amor compartilhados na companhia dos outros são capazes de preencher um momento com a alegria singular, poderosa, transcendental e transformadora que vem à tona quando sabemos que conquistamos esse momento com nossos esforços.

꧁

Adoro viajar para Santa Barbara e deixar os cachorros soltos na areia branca da praia Arroyo Burro. Vê-los correndo livres pela costa, exalando alegria, é o que mais me deixa feliz. Minha filha também leva seu coelho de estimação e passeia com ele na areia em uma guia. Apesar de isso atrair olhares estranhos e expressões de surpresa, para nós é um paraíso sair em uma aventura com nossa família animal.

꧁

O que mais me traz felicidade não são coisas, mas experiências. Mesmo quando acho que é uma "coisa", se eu analiso bem minha alegria, ela quase sempre está relacionada ao uso que demos a essa coisa, ao ato de compartilhá-la com alguém.

꧁

Passar tempo com minha família e meu pequeno círculo de amigos é o que me deixa mais feliz. E os pequenos hábitos diários – meditar na minha poltrona favorita, tomar o chá da tarde, fazer uma caminhada pela vizinhança com meu marido.

Eu me sinto mais feliz quando transmito amor e ajudo os outros. Quanto mais velho fico, mais entendo que aquilo que vem do coração alcança outro coração.

Fui criado para acreditar que a alegria real, a felicidade verdadeira, vem de oferecer conforto, proteção, sustento ou amor para os outros.

A maior felicidade que já senti na vida foi quando eu e minha esposa nos abraçamos depois de passarmos três semanas internados no hospital com covid-19. Não havia satisfação. Não havia orgulho. Não havia fascínio. Era uma felicidade pura e inesperada. Quando nos abraçamos, não existia mais nada no universo. Amor? Sem dúvida. Foi um presente inesperado da vida, compartilhado com a única pessoa que é o centro do meu mundo.

As lições? Trabalhe duro pelas coisas que realmente importam. Não se estresse com o restante. E escolha a pessoa que você vai amar com todo o cuidado possível.

Meus momentos mais felizes e minhas memórias mais queridas giram em torno de momentos passados com parentes e amigos. Adoro pensar nas viagens que fiz com meus pais quando era pequena e em quanto nos divertíamos. Adorei meu casamento porque eu estava trocando alianças com o homem que eu mais amava no mundo, cercada por tantas pessoas que me amavam. Então vieram as viagens com meu marido, e depois com as crianças, das quais me lembro com muito carinho. Meu aniversário de 50 anos, viajando com meus 15 amigos mais próximos, foi um ponto alto. Essas são as memórias de que mais gosto à medida que envelheço.

Tenha amigos. Faça novos amigos. Ligue para seus amigos e mantenha contato com eles.

As coisas mais importantes são as mais tradicionais: construir um lar, ter filhos, compartilhar tardes uns com os outros e com amigos e parentes; os gestos rotineiros que definem relacionamentos.

Quase todas as coisas que me deixam feliz são coisas que o dinheiro não consegue comprar.

Como oncologista, quando faço diferença na vida de alguém (ao salvar, curar ou diminuir o sofrimento de uma pessoa), às vezes compartilho isso com minha esposa, porque me sinto feliz.

Humor é humanidade. Aprenda a amar todo mundo, aprenda a rir de tudo (e de todos, especialmente de si mesmo).

Fico feliz quando trabalho com pessoas de quem gosto e por quem sinto respeito. Fico feliz quando vou a eventos esportivos, faço refeições e saio para dar uma volta com meus amigos mais próximos. Fico feliz quando passo o Pessach, o Dia de Ação de Graças, a quebra de jejum ou eventos especiais como bar e bat mitzvás com parentes e amigos. Fico feliz quando assisto ao Super Bowl com pessoas com quem gosto de passar tempo. Fico feliz quando faço a diferença na vida de pessoas com crenças e objetivos parecidos com os meus.

Costumam ser as coisas mais simples. Uma palavra gentil no momento certo, uma caminhada pela floresta, trabalhar duro em algo e colher os frutos. Basicamente, a lição é estar lá, se fazer presente e não complicar demais as coisas. O mundo é lindo – deixe que ele se mostre para você.

Estar junto e compartilhar momentos com parentes e bons amigos sempre me deixa feliz e me lembra que, conforme a vida segue, realmente precisamos acolher relacionamentos e valorizá-los.

◆

Identificar o que nos traz felicidade é a parte difícil. Depois que você descobre, pode abrir espaço para isso na sua vida. Parece clichê dizer que a vida é curta. Mas é! Tenho 58 anos, e já passei da primeira metade da vida. Todo mundo sabe que a segunda metade passa mais rápido. Não adie a felicidade.

◆

Pense nas coisas que você faz todo dia e em como pode torná-las mais significativas e satisfatórias. Não conte com uma viagem longa ou um evento transformador. A sua vida é feita dos pequenos momentos. Os pequenos momentos vão se somando, formando algo muito maior do que qualquer momento singular.

◆

Eu me sinto mais feliz quando tenho menos consciência de mim mesmo. Mais feliz quando me conecto com outra pessoa, coração com coração, alma com alma, guiado apenas pela alegria.

◆

O que faz você feliz, e que lições essas coisas lhe ensinam e podem ser compartilhadas com seus entes queridos?

Há um provérbio chinês sobre felicidade que tento lembrar todos os dias. "Se você quiser ser feliz por uma hora, tire um cochilo. Se quiser ser feliz por um dia, vá pescar. Se quiser ser feliz por um mês, se case. Se quiser ser feliz por um ano, herde uma fortuna. Se quiser ser feliz pela vida inteira, ajude outra pessoa."

Para encontrar a felicidade, precisamos encontrar outras pessoas por quem estejamos dispostos a fazer sacrifícios em nome do amor e com quem queremos compartilhar nossa vida. Felicidade é união. São as pessoas ao nosso lado, não as coisas, que nos tornam felizes, e com frequência a felicidade está nos momentos mais comuns que passamos junto de nossos entes queridos. Conte às pessoas que você ama sobre os grandes e pequenos momentos em que sentiu seu coração se encher de felicidade por causa delas. Mostre o caminho, para que elas também possam encontrar a felicidade agora e depois que você partir.

4

Qual foi o seu maior fracasso?

Caí da minha nuvem cor-de-rosa
com um baque.

– Elizabeth Taylor

Pode ter parecido um momento insignificante, até bobo, quando contei ao famoso chef Michael Chiarello, de Napa Valley, sobre a minha dificuldade em reproduzir o molho de berinjela que minha mãe fazia. Eu adorava esse prato romeno da minha infância, especialmente quando espalhava uma camada grossa do molho em uma fatia de pão de centeio com um pouquinho de sal em cima. Anos antes, minha mãe havia me dado a velha tigela de madeira e a faca que usava, junto com a receita e algumas instruções gerais.

– Fure algumas berinjelas grandes com um garfo, esquente no micro-ondas até ficarem macias, tire as sementes com uma colher e ponha na tigela de madeira. Acrescente o restante das berinjelas picado e adicione cebola bem cortadinha, alho em pó, óleo de milho e sal a gosto.

Quando eu era garoto, adorava o ritmado *pá, pá, pá* que tomava a nossa casa. Só de ouvi-lo eu sabia que minha mãe estava preparando o molho de berinjela para o almoço. Passei anos da minha infância e da vida adulta vendo-a preparar esse prato. Ao entender que, conforme ela envelhecia, seus dias na cozinha estavam contados, quis aprender a fazer. Porém, mesmo após anos de observação e em posse de seus utensílios e da receita, o gosto nunca ficava igual. Expliquei isso ao chef Chiarello, e ele disse:

– O seu erro é assistir à sua mãe fazendo. Ela precisa ver *você* fazendo. Não dá para aprender observando outra pessoa fazer. Só vai dar certo quando um bom professor vir onde você está errando.

Há muitas histórias sobre pessoas famosas que fracassaram tentando alcançar o sucesso. Após o primeiro teste de Fred Astaire para o cinema, a avaliação do departamento de elenco da MGM dizia: "Não sabe atuar. Levemente careca. Dança um pouco." Astaire emoldurou essa avaliação e a pendurou em cima da sua lareira. Winston Churchill repetiu a sexta série. Ele só se tornou primeiro-ministro da Inglaterra aos 62 anos, depois de uma vida inteira de derrotas políticas. Em um dos seus primeiros empregos como âncora de jornal em uma pequena emissora de Baltimore, Oprah Winfrey foi transferida para um cargo de pouco prestígio. No trabalho novo, ela descobriu sua paixão por reportagens de interesse humano, como escritora e jornalista. Thomas Edison foi chamado de "lento demais" por suas professoras do ensino fundamental, mas depois de 2 mil tentativas acabou inventando a lâmpada. Lucille Ball era considerada uma atriz de cinema fracassada antes de estrelar *I Love Lucy*. E Michael Jordan não entrou para o time de basquete da sua escola de ensino médio. Como essas lendas provavelmente concordariam, não podemos encontrar o sucesso se não aprendermos primeiro com os fracassos.

Não gosto de exaltar erros, e as pessoas que responderam à pergunta deste capítulo também não. Passei anos arrependido por não ter buscado antes ajuda psicológica para compreender e melhorar a forma como tratava a mim mesmo e aos outros por

causa da minha educação rígida. Eu me arrependo de não ter entendido antes que meu sucesso no trabalho frequentemente era resultado das minhas próprias inseguranças e da necessidade de controlar minha ansiedade em vez de encará-la. Levei tempo demais para compreender que, ao usar meu vício em trabalho para conter a ansiedade, eu estava decepcionando minha esposa e meus filhos. Pouco tempo atrás, sentados à mesa de jantar conversando com uma amiga que criava os filhos sozinha, Betsy declarou, sem rodeios:
– Eu também criei os meus sozinha.
Isso foi muito doloroso para mim, e para ela também, sem dúvida. O fracasso machuca. Ele dói em nós e nas pessoas que amamos. O fracasso às vezes é desconcertante e até vergonhoso. Podemos levar anos para nos recuperar dele, e jamais conseguimos esquecê-lo. Porém é um ótimo professor; ele afasta a arrogância da nossa vida e convida a humildade, que dói mas felizmente nos obriga a enfrentar as raízes e os espinhos dos nossos problemas.
Sempre que alguém me pede conselhos após um fracasso moral, não digo uma palavra antes de me perguntar: quando cometi esse mesmo erro na minha vida? Se eu não tiver fracassado de um jeito parecido, questiono se tenho capacidade de amenizar o sofrimento da pessoa diante de mim ou guiá-la por um caminho melhor. Tenho certeza de que ser sincero comigo mesmo a respeito dos meus próprios fracassos me tornou uma pessoa melhor, mais humilde, mais empática, menos crítica. Reconhecer e ser sincero a respeito dos meus fracassos não foi nada fácil, mas errar ajuda a perdoar os erros dos outros. Já fui muito criticado por ser complacente com pessoas que pecaram e usaram esse sofrimento para mudar de vida. Estou disposto a aceitar essas críticas, porque, para mim, olhando para minha trajetória, minha fé e meu papel, não existe outro caminho.

Uma das melhores consequências de sermos sinceros acerca dos nossos fracassos com as pessoas que amamos é que isso pode impedi-las de cometer os mesmos erros, ou pelo menos incentivá-las a não esperar para encarar um erro e aprender uma lição. Nossa verdade pode reduzir o sofrimento pelo qual elas passariam e que causariam nos outros, como infelizmente sabemos que já fizemos. Acho que o chef Chiarello tinha razão. Aprendemos mais compreendendo nossos próprios fracassos do que tentando imitar o sucesso dos outros.

Ao responder à pergunta deste capítulo, as pessoas demonstraram uma sinceridade corajosa e generosa. Eu me sinto honrado por poder passar adiante o que elas disseram. Agora que conseguem olhar para trás, elas se tornaram suas próprias professoras, analisando erros do passado e absorvendo algumas das verdades mais importantes da vida. Espero que essas lições aprendidas do jeito mais difícil inspirem você a contar a história dos seus fracassos para seus entes queridos.

Durante boa parte da minha adolescência e (muitos dos) meus 20 anos, o álcool e as drogas dominaram minha vida. Eu mentia, quebrava promessas, bebia tanto – até passar mal – que todo mundo perdeu a conta de quantas vezes isso aconteceu. Não sabia escolher direito as pessoas de quem me aproximaria nem sabia como seria essa proximidade. A maioria das pessoas que me conhece hoje sabe da minha sobriedade, porém as que são mais próximas de mim hoje em dia não me conheciam naquela época e teriam dificuldade em acreditar na frequência com que eu decepcionava todo mundo, inclusive a mim mesmo. Mas é inegável que eu não seria quem sou hoje sem cada erro, cada humilhação, cada coisa que fiz e que fizeram comigo. Sou muito grato por ter encarado o desespero puro e por saber como é sentir uma vergonha profunda. Porque esse conhecimento me traz uma compreensão e uma compaixão imensas, que me defendem das minhas piores vontades de julgar ou ignorar o sofrimento alheio quando ele me deixa desconfortável. Sei de verdade o que significa errar, e tive a sorte de poder me redimir e encontrar um caminho para parar de me odiar. Então meus maiores fracassos me ajudaram a construir as melhores partes de quem eu sou hoje.

Perdi meu emprego duas vezes. Mesmo que o motivo possa ser associado a uma recessão, perder o emprego significa perder seu ganha-pão e sua identidade. Também é uma humilhação pública. Na primeira vez, achei que fosse o fim da minha carreira. Na segunda, pensei: espere um pouco, já passei por isso antes. Então, em vez de ter uma crise gigantesca, mantive os pés no chão e dei um passo de cada vez. Na verdade, aconteceram algumas coisas interessantes comigo ao longo do caminho, e agora queria ter prestado mais atenção nelas.

Eu era o caçula de dois irmãos. O favorito. Minha irmã era uma pessoa maravilhosa, mas não tinha interesse por uma educação formal. Meus pais comemoravam minhas conquistas e – apesar de a amarem incondicionalmente – sempre deixavam minha irmã de lado. E, mesmo percebendo isso, eu seguia o exemplo deles. Eu e minha irmã nunca nos distanciamos, só não nos aproximamos. Ela se casou com um homem de um meio social muito diferente. Ele trabalhava em um parque de diversões itinerante. Estampava e vendia camisetas. Os dois passavam muito tempo morando em um trailer. Ele era ótimo com minha irmã e muito respeitoso com meus pais.

Eu nunca os procurava. Não ligava nem mandava cartas. Uma vez, fui de carro de Nova York para Atlanta e passei a 80 quilômetros da casa deles – mas não me desviei para visitá-los.

Então minha irmã começou a ficar muito mal. Seu marido já tinha falecido. Ela estava com uma doença sanguínea incurável. Fui visitá-la apenas cinco dias antes da sua morte.

Eu a julguei quando deveria tê-la amado. Eu a ignorei em seu momento de maior necessidade. A vida toda, eu a chutei para escanteio.

Como pude tratar minha irmã desse jeito? Eu e minha esposa, conscientes do passado, decidimos fazer nossos filhos e netos interagirem mais, aproveitarem a companhia uns dos outros e sentirem o poder dos laços familiares. Tudo está indo muito bem. Mas nada muda o passado.

Passei alguns anos sem falar com uma amiga próxima da época da faculdade por causa de uma briga sobre um namorado, e esse distanciamento foi uma perda de tempo. Um dia, após o Yom Kippur, eu a procurei, e continuamos próximas até hoje. Quase tudo pode ser resolvido com uma conversa e uma palavrinha: "Desculpe."

Muitos anos atrás, prejudiquei uma pessoa por motivos puramente egoístas. Anos mais tarde, tentei pedir desculpas, mas, pelo que consegui descobrir, essa pessoa havia morrido. Se você se der conta de que magoou alguém (de propósito ou não), pelo menos tente se redimir o mais rápido possível.

Quando passamos dos 60 anos, fica bem claro que não dá para distinguir nossos fracassos daquilo que, olhando para trás, foi uma sorte. Saí de Chicago depois que não fui contratado como professor efetivo da Universidade Northwestern. Graças a esse "fracasso", eu me mudei de lá para ser professor substituto em dois campi da Universidade da Califórnia. Consegui uma bolsa na renomada RAND Corporation, aceitei dar aulas no campus de Los Angeles da Universidade do Estado da Califórnia, me tornei professor efetivo e me aposentei como emérito, com uma ótima remuneração!

Minha amada neta jamais teria nascido se eu tivesse ficado em Chicago. Eu não teria os amigos queridos que fiz na Califórnia. Não teria uma casa com vista para o mar. Não seria membro da histórica e linda congregação de Wilshire Boulevard. É provável que eu não tivesse certo rabino na minha vida se não fosse a época em Chicago em que ele foi meu aluno naquele malfadado emprego na Northwestern. Será que era mesmo malfadado? Nos dias quentes de verão, quando vejo imagens das nevascas em Chicago, entendo que meu azar naquela época com certeza foi sorte.

Passei anos tentando negar quem eu sou de verdade. Tentei reprimir minha sexualidade e me casei duas vezes. Me arrependo em especial do primeiro casamento, porque eu sabia que não deveria casar. Acredito que magoei minha primeira esposa, e ela passou a vida inteira tentando superar o que eu fiz com ela.

Espero que meus entes queridos sempre sejam verdadeiros consigo mesmos e não tentem ser alguém que não são, principalmente em relacionamentos. Caso contrário, acabamos apenas machucando a outra pessoa, e isso nunca é bom.

Acho que meu maior fracasso é estar ocupado demais em certos momentos para mostrar à minha esposa quanto eu a amo.

Fui demitido várias vezes. Passei por crises financeiras e precisei pedir dinheiro emprestado para amigos. Trabalho em uma área em que encontro mais rejeição em um ano do que a maioria das pessoas enfrenta a vida inteira. Imagino que a lição que aprendi seja não levar para o lado pessoal – a carreira e a vida da maioria das pessoas têm mais fracassos do que vitórias. E grande parte delas desiste ou muda de caminho, então permaneça firme e aproveite as oportunidades que aparecerem. Talvez você acabe sendo o último a se manter de pé.

Eu literalmente larguei meu emprego dos sonhos por um cargo inferior e mais fácil porque senti que descobririam que eu era uma fraude. Foi um fracasso que abalou minhas estruturas. Essa decisão faria minha carreira descarrilhar por muitos anos e eu me questionaria quem sou. Sabia que tinha tomado essa decisão baseado em uma mentira. Por um breve momento, senti alívio por não estar mais sob pressão, mas então entendi que tinha traído a mim mesmo ao seguir o caminho mais fácil por medo. A lição: faça as coisas independentemente do que acontecer. Esteja disposto a fracassar para descobrir quem você é.

Meu maior fracasso foi não perceber rápido o bastante que, para ter uma carreira que lhe traz realização, você precisa se tornar bom nela. Isso não acontece em um passe de mágica. É preciso prática e disciplina. Só fiquei bom no que faço com 50 e muitos anos.

Eu fracasso todos os dias – frequentemente em público e de um jeito chamativo. Mas aprendi que, na verdade, o fracasso não existe. Não importa o que você fizer, alguém sempre vai dizer que você fracassou. Não deixe essas vozes serem mais do que são nem desmereça as opiniões positivas. Não deixe uma pessoa na sala impedir que você escute as outras nove que não são críticas raivosas. Mas continue sendo humilde e escute as críticas, tente aprender com elas. Não mude, contanto que tenha consultado bastante gente antes.

As coisas que fazem com que você seja impopular – como pai, como líder, como amigo – podem ser as mesmas que fazem as pessoas terem boas lembranças de você.

Por fim, eu diria algo bem simples: leve o trabalho a sério, mas não se leve muito a sério.

Tive tantos fracassos que é difícil citar apenas um. Todos eles carregam ensinamentos. Precisei de décadas para compreender alguns deles. Por exemplo, não passei na faculdade de direito. Isso me deixou arrasado. Mas só anos depois fui entender que eu seria um advogado infeliz. Aquele simplesmente não era o melhor caminho para mim.

Um fracasso que aconteceu poucos meses atrás me ensinou muito. Eu tinha me comprometido a dar uma palestra on-line no lugar de um amigo que passou por alguns problemas graves com a covid-19 e os negócios. Eu queria ajudá-lo. Mas acabei confundindo o fuso horário e, enquanto estava ainda me preparando para o evento, recebi uma mensagem dizendo que estavam esperando por mim no Zoom. Uma onda de ansiedade me dominou. Eu me loguei o mais rápido possível, mas não estava tão preparado quanto gostaria. Dei a palestra, mas questionei mentalmente tudo que eu dizia em voz alta. Fiquei me sentindo um completo fracassado e uma vergonha para meu amigo. Depois da palestra, passei muito tempo chorando. Eu estava arrasado. Na semana seguinte, chorei sem parar, sentindo uma decepção extrema. Pedi desculpas ao meu amigo. Ele foi gentil e compreensivo.

Com o tempo, encontrei forças para assistir à minha palestra. Foi um choque ver que ela não tinha sido tão ruim quanto eu imaginava. Finalmente, entendi que meu amigo continuava grato por eu ter tentado. Ainda fico confuso quando penso nesse momento. Como eu cheguei à conclusão de que a minha contribuição tinha sido péssima? Às vezes, deixamos que os julgamentos tomem conta da nossa mente. Às vezes, nosso desejo de sermos bem-sucedidos acaba minando nossa confiança. A lição que essa experiência me ensinou foi simplesmente continuar se mostrando presente e se dedicando às pessoas que você ama. Continue tentando. Quando você cometer um erro, não se martirize. Encontre uma forma de consertá-lo e siga em frente.

Por mais louco que pareça, não fico pensando em "grandes fracassos" específicos, pelo menos não nesta etapa da minha vida. Sempre senti que, em geral, fracassos são oportunidades importantes de aprendizado e crescimento. E acho que é isso que eu compartilharia com meus entes queridos. O fracasso pode trazer decepção e vergonha, talvez consequências que precisem ser solucionadas, mas, se você conseguir superar essas coisas, pode seguir adiante como uma pessoa diferente, mais evoluída, experiente.

Meu maior fracasso é nem sempre escutar outras pessoas quando tenho convicção de que estou certo. Já fiz críticas severas (algumas pessoas diriam raivosas) em vez de ter uma conversa ponderada. Acho que consigo enxergar o futuro e se as coisas darão certo ou não, e deixo meu ego e minhas mágoas assumirem o controle.

―

Resumindo: minha relação com meu pai.

Ele não frequentou a escola. Não entendia nada sobre esportes nem tinha interesse em aprender. Nunca foi a nenhum dos meus jogos, porque estava ocupado demais trabalhando para sustentar a família. Ele não foi um bom marido. Mas, quando refleti sobre nosso relacionamento, pouco depois da sua morte, percebi que meu pai era a única pessoa que havia amado incondicionalmente a mim e ao meu irmão.

Isso simplesmente não bastou. Eu queria o pai ideal. O fato de ele ter me mandado para as melhores escolas e sempre me dizer como eu era especial não era suficiente para mim. Ele foi pai já com bastante idade (por ironia, comigo foi assim também), e praticamente todos os meus amigos tinham pais jovens. Outro motivo para ter vergonha dele.

Na minha opinião, minha maior falha foi não conseguir aceitar meu pai, um homem sem instrução, traumatizado por ter crescido em meio à pobreza, um sobrevivente do Holocausto que perdeu sua primeira família. Os defeitos não eram dele, eram meus.

Meu maior fracasso: não ter entendido isso enquanto meu pai estava vivo. Não ter percebido antes que sou uma pessoa muito melhor, mais confiante, porque foi ele que me ajudou a ser assim. Ele sempre deixou claro que eu seria capaz de fazer tudo que desejasse, mesmo nos meus momentos de maior insegurança. Quando meu pai tinha 93 anos e já sofria de demência, ele disse que achava que eu não o amava, e respondi que sim, eu amava. Eu queria que isso fosse verdade na época. Mas agora é! Eu poderia continuar escrevendo sobre a minha relação com ele, sobre como deixei que descarrilhasse, mas quero parar de chorar, porque isso eu não posso mudar.

Qual foi o seu maior fracasso e qual lição você aprendeu e deseja compartilhar com seus entes queridos?

Muita gente acha que dizer "Desculpe" é a coisa mais difícil do mundo, mas, para mim, dizer "Eu errei" é mais difícil ainda. É duro pronunciar essas palavras para outras pessoas, e pior ainda quando nós mesmos precisamos ouvi-las. Em algum momento, cada um de nós já foi punido por errar em vez de ser parabenizado por tentar. Todos passamos boa parte da vida fingindo que não cometemos erros imorais, tolos, cruéis ou apenas humanos. Essa recusa em aceitar a verdade faz com que sentimentos horríveis fiquem entalados dentro de nós e impeçam outras pessoas de aprender com os nossos erros da mesma maneira como nós aprendemos. Em praticamente todos os exemplos anteriores, o reconhecimento disso veio bem mais tarde do que as pessoas queriam. Aqui, mais uma vez, a mensagem parece ser: "Não espere."

Pouco tempo atrás, fui entrevistado em um podcast para divulgar meu último livro, sobre como a dificuldade de superar nosso medo da morte nos impede de viver. O podcast se concentrou em vários tabus da cultura ocidental, e, durante a conversa, o apresentador disse uma coisa muito simples e profunda:

– Se nós conseguirmos falar sobre o assunto, conseguiremos lidar com ele.

Isso se mostrou verdade ao longo da minha vida. São as coisas que não falo para as pessoas que amo e em quem confio que me causam mais sofrimento e arrependimento. Conversar sobre nossos fracassos faz bem. Alivia o peso de guardar um segredo ou de negar nossos comportamentos tolos ou até ruins. Também faz bem para as pessoas que amamos. É algo que nos humaniza e faz de nós um exemplo de autocrítica, honestidade e vulnerabilidade.

O colunista David Brooks afirma que as pessoas que ele mais admira são aquelas que admitiram seu "pecado principal", identificando-o e então tentando com humildade corrigir o comportamento ruim causado por ele. Dedique um momento a refletir sobre seu maior fracasso e as lições que ele carrega. Essa pode ser sua verdade mais importante e um presente inestimável para seus entes queridos.

5
Como você superou o maior desafio da sua vida?

*Jamais encare os desafios como uma desvantagem.
A sua experiência enfrentando e superando adversidades
é, na verdade, uma das suas maiores vantagens.*

– Michelle Obama

Uma das minhas piadas favoritas envolve um incêndio em uma cidadezinha. Tudo no centro da cidade está pegando fogo, e o calor é tão insuportável que nenhum bombeiro consegue chegar perto o suficiente para apagar as chamas. A única coisa que conseguem fazer é cercar a cidade e esperá-la terminar de queimar. De repente, ao longe e atravessando a fumaça espessa, surge um carro de bombeiro em alta velocidade, que passa direto por todos os outros. Surpreendentemente, ele para bem no centro do incêndio. Pertencia a um convento local, e todo mundo observa em choque enquanto freiras pulam para fora do carro em disparada, espalhando-se como pulgas frenéticas com machados, mangueiras e escadas. Para a surpresa e a alegria de todos, o fogo é apagado em 10 minutos, e a cidade, salva.

Na semana seguinte, a cidade organiza um desfile para agradecer

às freiras. No fim da festa, o prefeito convida a madre superiora a subir ao palco e lhe entrega um cheque de 10 mil dólares, um agradecimento dos moradores. Um jornalista pergunta:
– Madre superiora, o que a senhora vai fazer com o dinheiro?
E ela responde:
– A primeira coisa vai ser consertar o freio daquela porcaria de caminhão!

É uma ótima piada, mas também revela uma verdade difícil. Às vezes, nós somos a razão da nossa própria tragédia, mas, em outros momentos, acabamos no meio de uma briga em que nunca desejamos nos meter. Em algum momento, todos nós encaramos desafios extremamente tristes e difíceis sem termos culpa alguma por eles. Há muito que aprender sobre coragem e humildade com as pessoas que lutaram contra os incêndios justos e injustos da adversidade.

Quando a vida de alguém desmorona, costumo ser a primeira pessoa para quem ligam. "Steve, a história acabou de ser publicada e tem fotos. Estou com tanta vergonha. Não sei o que fazer." "Steve, o Ron atirou nele mesmo no porão. Você pode nos encontrar agora no hospital? Por favor?" "Steve, acabei de descobrir que a Ella está me traindo com outro pai da escola. Estou arrasado." "Steve, a Carrie morreu dormindo ontem à noite, e não sei como dar a notícia para as meninas. Meu Deus, elas são tão jovens... Por favor, venha aqui." "Steve, preciso que você seja minha testemunha. Estou com tanto medo. Quero morrer." "Steve, o legista liberou o corpo, e o funeral vai ser na sexta-feira. Não vamos conseguir carregar aquele caixãozinho com nossa bebê lá dentro. Você pode fazer isso?" (Mudei os nomes, mas todos esses exemplos são reais.)

É claro que nada disso é fácil para mim. Mas, antes de sair pela porta, sempre digo a mim mesmo que a pessoa em apuros está sofrendo bem mais do que aquela que vai ajudá-la. E, quando eu chego, meu conselho se baseia nas lições que aprendi após observar tanta gente atravessando incêndios infernais e com as minhas próprias batalhas contra o sofrimento. Esse conselho se baseia em três percepções básicas confirmadas pelas minhas experiências e por todo mundo que respondeu à pergunta deste capítulo. A primeira é muito bem ilustrada na história verdadeira que li em um site dedicado a questões médicas.

Não posso dizer meu nome, nem onde moro, nem minha especialidade médica. Não posso porque fui humilhado, envergonhado e, em certos momentos, estigmatizado. Até hoje, anos depois, sinto medo de vingança, processos ou até perseguição. Talvez isso fosse justo na época, mas hoje é a história de uma vitória. É uma história de esperança, de apoio e de recuperação. Compartilho isso para que vocês, meus colegas e amigos da área médica, possam escutar o lado humano de uma doença que causa dependência, de como ela é traidora e prende as pessoas, e da liberdade e confiança com que escapei desse transtorno apavorante.

 Só comecei a usar drogas na faculdade de medicina. Nunca gostei de beber enquanto estava no ensino médio ou na faculdade, nem fazia uso de drogas recreativas. Então, uma noite, quando eu estava com dificuldade de estudar para uma prova de química orgânica, um amigo me deu uma amostra de estimulantes. Foi perfeito. Comecei a tomar os comprimidos, de forma bem inocente, sempre que precisava de uma força. Para mim, era como uma xícara de café, só que melhor. Logo descobri que podia encomendar o remédio na internet para tê-lo à mão sempre que precisasse.

 Ao me formar, abri meu consultório determinado a ser o melhor médico possível. Eu passava boa parte do tempo com meus pacientes, que sempre voltavam. Conforme a demanda foi aumentando, comecei a ter dificuldade em acompanhar o ritmo. Eu não tinha experiência em administração de negócios, tinha uma carga horária puxada e não conseguia dar conta de tudo. Comecei a tomar mais e mais comprimidos apenas para me manter estável, e então mais comprimidos para conseguir dormir depois... Passei a usar mais drogas. Além dos pedidos pela internet, eu fazia receitas em nome de parentes. De repente, meu tio estava com dor no joelho, meu sogro tinha um problema nas costas, minha tia estava com artrite. Não pensei no histórico que eu estava criando dos medicamentos que eles supostamente tomavam nem sobre o registro das minhas receitas. Eu tinha perdido o controle, mas segui em frente, tomando muitos comprimidos para conseguir aguentar cada dia.

Nessa época, eu ainda me sentia bem. Apesar das drogas, eu era médico e tinha um consultório de sucesso. Oferecia bons tratamentos e não recebia reclamações dos pacientes. Tinha uma esposa e filhos que contavam comigo e me amavam. Meus amigos e parentes me admiravam. Eu era respeitado na comunidade. Eu gostava do meu status e achava que ele era merecido.

Até que, um dia, o Departamento de Regulamentação de Drogas bateu à porta para questionar receitas fraudulentas. Levei meses para aceitar a situação. Minha reação foi ficar incrédulo. Eu não era um drogado envolvido em atividades suspeitas, e com certeza não era um criminoso. Eu era um médico admirado e respeitado. Aquilo com certeza era um mal-entendido que seria resolvido com um sorriso e um pedido de desculpas. Ledo engano.

A vergonha e a magnitude da minha queda foram imensuráveis. Não apenas enfrentei as consequências legais e profissionais, como também tive que encarar a humilhação da minha desgraça. Eu não era mais o ícone de sucesso que tinha passado a vida inteira me esforçando para ser. Agora, eu estava corrompido, não apenas aos olhos dos meus colegas, mas também, pela primeira vez, aos meus.*

Essa história é um alerta para todos nós, não apenas do poder sorrateiro do vício, mas também dos perigos da negação. No fundo, esse médico sabia que seu abuso de drogas e as receitas falsas eram problemáticos. No entanto, ignorou esse fato para continuar racionalizando os riscos absurdos que assumia para sua saúde, sua carreira, seus pacientes e sua família. Imagine como essa história seria diferente se, por exemplo, antes de falsificar a primeira receita, ele tivesse procurado tratamento para sua dependência química. Por participar da vida de tantas pessoas, e da minha também, é claro, sei que todos nós perdemos oportunidades quando a negação, o ego, o medo ou a vergonha nos impedem de encarar nossos fracassos morais, fazendo com que as consequências sejam muito piores no futuro.

Uma das coisas que as pessoas costumam dizer sobre meus textos é que eu me mostro vulnerável de um jeito que geralmente não se espera de um religioso. Por que compartilho meus defeitos e fracassos apesar de ser visto como um exemplo de moral? Pelo mesmo motivo que espero que você compartilhe os seus com seus entes queridos. A sua experiência pode passar por cima da negação e incentivar as pessoas que ama a encararem o problema na primeira vez que traem, na primeira vez que sentem um nó na garganta ou sucumbem a uma depressão profunda, ou quando mentem sobre uma compulsão que está ganhando força. No mínimo, sua vulnerabilidade pode diminuir a solidão, a vergonha

---

* Para ler o relato completo (em inglês), acesse: https://www.massmed.org/physician_health_services/helping_yourself_and_others/a_personal_story_of_addiction/.

e o medo delas, porque veem que alguém que amam e admiram também cometeu erros. Contar a verdade sobre nossos erros dolorosos de julgamento transmite um legado de cura para as pessoas que mais amamos. Além de vinhos e adolescentes, pouquíssimas coisas melhoram com o tempo. Quanto mais rápido enfrentarmos nossos problemas, melhor. Que bênção é quando nossas verdades oferecem aos nossos entes queridos o alívio que sentimos no momento em que finalmente encaramos nossos demônios, só que mais rápido e com menos sofrimento.

A segunda percepção que muitos de nós têm acerca da adversidade é a importância de pedir ajuda. É necessário ter muita maturidade para contar aos outros que estamos sofrendo. Muitos de nós aprendem desde jovens que coragem de verdade é fazer tudo sozinho, que pedir ajuda é um sinal de covardia e fraqueza. Mesmo assim, sabemos que ninguém é capaz de enfrentar melhor um sofrimento quando está sozinho, ninguém! Depois de ter testemunhado as dores de muitas pessoas e as minhas, acredito que a pior parte seja a sensação de isolamento e abandono, a impressão de que ninguém pode nem deve nos ajudar, e que ninguém mais se importa ou entende a situação. Levei muitos anos para aprender que meu sofrimento cai pela metade quando o compartilho com alguém em quem confio. Passar por isso sozinho é uma jornada longa, desnecessariamente difícil. Os sábios do Talmude diziam: "O prisioneiro é incapaz de se libertar." Esse é um bom lembrete de que, quando sofremos, pedir ajuda nos liberta do isolamento e diminui a dor.

Por fim, a coisa mais importante que devemos saber sobre os desafios mais difíceis e dolorosos da vida é que, de alguma forma, conseguimos suportá-los, e aprendemos a viver e a amar de maneira mais completa. Isso não significa que o sofrimento causado por esses desafios valha a pena, apenas que eles não são inúteis quando deixam um legado de gratidão por tudo que ainda temos e pelo que aprendemos. Já vi pais que perderam os filhos voltarem a viver, a rir e a amar apesar da tristeza que sempre carregarão. Já ouvi um juiz garantir a um homem que ele conseguiria suportar o tempo na prisão e ainda ter uma vida significativa e maravilhosa depois. Recentemente, encontrei esse homem, e o juiz tinha razão. Já vi uma mulher que perdeu os dois seios para o câncer e depois precisou consertar uma cirurgia reparadora malfeita rindo, nadando e amando de novo. Já celebrei o casamento de dois viúvos que se apaixonaram. Um homem que sofreu uma terrível perda financeira e não conseguiu cumprir o compromisso de doar 1 milhão de dólares à nossa congregação me ligou anos depois para dizer: "Eu me recuperei e quero doar o que prometi."

Mais cedo ou mais tarde, todos nós acabamos feridos e com cicatrizes, com frequência de forma intensa, feia e assustadora. Mas temos uma capacidade impressionante de sobreviver, nos curar e evoluir após os golpes mais terríveis da vida. Junte-se aos meus amigos e compartilhe os desafios mais difíceis que enfrentou e a maneira como os superou, como aprendeu e fez as pazes com eles. A sua fé, a sua verdade, a sua coragem e a sua autocompaixão oferecem lições poderosas para entes queridos que precisam do seu apoio nos momentos difíceis por que estão passando, e também, principalmente, depois que você partir.

Sempre tive uma personalidade forte. Sou combativo, o que pode incomodar as pessoas. Mas, quando me envolvi em um acidente de carro e causei a morte de alguém, não consegui prever como a minha personalidade me ajudaria. Mas ajudou. Não sei como consegui enfrentar aquele momento. Não havia remédio. Não havia orientações sobre o que fazer. Apenas tentei encarar a verdade. Aceitei que não tive controle sobre a situação, mas que podia controlar como eu me comportaria dali em diante. Se você passar o tempo se lamentando com as perguntas "por que eu?", "por que isso aconteceu?", acabará se tornando uma vítima. Acho que encarar os fatos, olhar na cara da verdade, por assim dizer, é a única forma de superar algo assim. A pessoa que sou hoje, dez anos depois dessa tragédia, gostaria de dizer aos meus entes queridos que, por pior que seja a situação, o sofrimento não vai durar para sempre.

Meu maior desafio foi não ter a presença da minha mãe e do meu pai em certos momentos da minha vida. É por isso que me esforço ao máximo para ser uma ótima mãe.

Uma agenda cheia é o que me faz seguir em frente. É sério. Ter algum compromisso daqui a uma hora, um minuto ou no dia seguinte. Esforce-se para ir adiante e, quando der por si, aquela coisa terrível terá diminuído de intensidade, ou algo novo terá acontecido e feito as coisas que pareciam eternas, ou insuperáveis, subitamente desaparecerem.

Meu maior desafio na vida foi minha batalha contra o alcoolismo e a dependência química. Apesar de eu ter conseguido parar de beber e ter perdido a compulsão física por beber aos 26 anos, o "ismo" do alcoolismo deu as caras algumas vezes, causando grande sofrimento emocional e, durante a recaída, dores espirituais e físicas intensas.

Acredito que a "disposição" salvou a minha vida:
A disposição de falar a verdade, mesmo sabendo que ela faria as pessoas se afastarem.
A disposição de ter um contato diário com Deus por orações.
A disposição de tentar enxergar minha culpa em qualquer situação em que há ressentimento, mágoa e raiva.
A disposição de contar sobre minhas dificuldades para as pessoas que gostam de mim, mesmo que isso mude a maneira como elas me veem.
A disposição de "demonstrar fraqueza" e pedir ajuda aos outros.
A disposição de voltar ao Alcoólicos Anônimos e tentar seguir o programa da melhor forma possível.

As adversidades me fortaleceram, e aceito de bom grado as oportunidades que elas me oferecem. Eu me conecto com Deus, com meu eu superior e com a minha alma para seguir em frente e quebrar as portas, paredes e janelas que me impedem de servir a Deus. Já quebrei essas mesmas portas, paredes e janelas por razões egoístas em várias ocasiões, e isso sempre me trouxe sofrimento, fracasso e prejuízos.

Lembro o que minha mãe e minha avó passaram – às vezes na minha frente – e penso: "Se elas conseguiram enfrentar isso, eu também consigo." Afirmo com toda a certeza do mundo que, seja lá o que estiver acontecendo, somos capazes de superar os obstáculos. E nem precisamos fazer nada para isso acontecer. O tempo passa sem que precisemos empurrá-lo.

᠆

Minha família. Meu amor pelo povo judeu. Minha total aceitação do dever de não apenas curar o nosso mundo, mas de ajudá-lo a seguir em direções cada vez mais positivas. É claro que não vou conseguir fazer tudo. Mas o esforço, a necessidade de tentar, é emocionante. E, de algum jeito, continuo encontrando mestres, pessoas magníficas, brilhantes, que abrem novas portas de sabedoria para mim.

᠆

Algo interior que não consigo explicar. Algo dentro de mim sempre disse para seguir em frente, lidar com o desafio do momento, buscar soluções e continuar com a vida. É muito importante não se apegar às coisas ruins que acontecem.

᠆

Não tenha medo de pedir ajuda. Há muitas pessoas por aí que desejam e podem te ajudar. Elas se sentem bem fazendo isso.

᠆

Alcancei muito sucesso na minha carreira, mas tive dificuldade em encontrar amor verdadeiro. Tive uma infância difícil, e meus exemplos de relacionamento não eram os mais saudáveis. Dizem que você atrai o amor que acredita merecer, ou aquele que é mais familiar. Quando finalmente encontrei alguém e casei com uma idade mais avançada, foi devastador descobrir que o casamento não duraria. Foi uma época em que tudo parecia estar desmoronando na minha vida, apesar de todas as minhas esperanças e esforços. Não apenas minha relação estava morrendo antes mesmo de florescer, como eu finalmente tinha desistido da minha carreira para construir uma família, e então meu marido perdeu o emprego. Eu me senti humilhada e envergonhada por acabar em uma situação financeira difícil, e também por não conseguir consertar nem melhorar as coisas. Lutei contra uma depressão profunda e a sensação de impotência e fracasso. Eu não tinha a menor ideia de como sair daquele buraco, mas sabia que precisava fazer isso. Eu tinha adotado uma criança com meu marido e queria que nossa família desse certo, do jeito que sempre sonhei, mas, quando ficou nítido que as coisas não mudariam, entendi o que precisava ser feito. Foi o amor pela minha filha, a esperança de dias melhores e uma forte determinação a não repetir os desafios da minha infância que me impulsionaram a buscar forças e coragem para me libertar e reconstruir minha vida. Foi a coisa mais difícil que já fiz. O que me motivou foi o amor e os sonhos que eu tinha para minha menina. Não se tratava de mim nem dos meus desejos, mas da vida que eu queria mostrar e construir para minha filha.

Primeiro, fiz um plano, deixando claro que precisava me libertar de um relacionamento falido que eu não podia mais consertar. Então bolei uma estratégia para voltar ao mercado de trabalho e, graças a Deus, encontrei meu caminho. O conselho que eu daria para minha filha nos momentos que desafiam todos os átomos do seu ser é começar identificando seus valores mais importantes e se perguntando se está vivendo de acordo com eles. Se chegar à conclusão de que a sua vida está desalinhada, crie um plano para realinhá-la, tornando-a harmoniosa em todos os sentidos.

~

Fé. Família. Amigos. Acreditar em algo maior do que eu sempre me deu confiança para seguir caminhando. Quando estamos completamente atordoados, é bom saber que Deus vê a nossa situação; Ele sabe e se importa com a gente. A nós cabe tentar, o restante não é da nossa conta. Sim, é verdade que podemos escolher nossos amigos mas não nossa família, no entanto sou eternamente grato por ambos. Com o tempo, você percebe que eles são o que mais importa.

~

Saiba a diferença entre adversidade e decepção, entre mágoa e chateação. Ter alguma perspectiva sempre me ajudou a enfrentar os desafios da vida. É difícil reconhecer tudo de bom que você tem enquanto passa por um trauma, mas essas coisas existem. Permita-se passar pelo luto, chorar tudo que precisa chorar. Nunca desmereça seus sentimentos reais de perda e sofrimento, mas também não se perca neles.

~

A conexão intensa que tive com meu pai durante os 15 anos que passamos juntos me permitiu suportar sua morte e seguir com a minha vida. Perder meu pai em um acidente aéreo na minha adolescência foi, de longe, meu maior desafio. No entanto, ter que enfrentar uma tragédia desse tamanho tão jovem me fez amadurecer bem rápido.

Eu me sentia muito sozinho. Meu pai era tudo para mim, mas aprendi que nós, seres humanos, somos muito fortes e aguentamos muita coisa. Apesar de ele ter partido fisicamente, sinto – até hoje, 42 anos depois – que meu pai sempre esteve comigo.

Alguns conselhos: faça dos valores dos entes queridos que você perdeu um guia. Fique grato pelo que você tem e teve. Cerque-se de pessoas que te darão apoio e te amam de verdade. Tente ser a pessoa que seus entes queridos realmente acreditam que você pode ser. Por último, não tenha pressa. Diante das adversidades, vá com calma e se cuide.

Eu me aprofundei em mim mesmo, contei com a ajuda de parentes, amigos e com a minha fé, li livros inspiradores, pedi conselhos a clérigos e aceitei ajuda.

Manter uma conexão com Deus me ajudou a passar por inúmeros desafios. Passei horas com a cabeça no meu tapete de oração, pedindo por orientação. O tempo todo pensando neste verso do Alcorão: "Celebre a glória do teu Senhor e sê um dos prostrados a Deus: adora ao teu Senhor até que te chegue a certeza" (15:98-99).

A oração foi minha salvação quando a dor me atingiu em cheio, quando me mudei para outros lugares e me senti sozinho e, bem mais recentemente, com tanto medo e incerteza sobre a pandemia de covid-19. A misericórdia e o amor de Deus são infinitos. Quando deposito minha confiança no

Todo-Poderoso, o caminho que preciso seguir se torna claro com o tempo.

Meu pai costumava dizer que a religião só ajudava pessoas que precisavam de apoio para superar momentos difíceis, deixando implícito que, se você tivesse sido forjado na prova de fogo do sacrifício, não precisaria da religião. Mas, para mim, rezar me faz entrar no estado que chamam de atenção plena ou mindfulness. Não há nada que exija mais disciplina, para um judeu reformista, do que aprender as orações diárias em hebraico, em um minian ao vivo (não por Zoom) e então guiar essas orações. É necessário prestar atenção em pequenos detalhes, aceitar os erros diários, ter humildade suficiente para fazer perguntas e tudo mais que afasta você do seu eu obsessivo. Orações são concentradas, direcionadas e detalhadas, e suspeito que elas mudem, mesmo que um pouco, a composição química da mente.

Na juventude, meu maior desafio e a maior causa da minha insegurança foi a minha visão. Quando eu era garoto, usava óculos grossos. Eu tinha pavor de me pedirem para ler o que estava escrito na lousa ou em alguma projeção e, quando não conseguia ler, eu ficava com vergonha dos meus colegas de classe. Eu era extremamente competitivo, mas minha vista era péssima.

Eu morria de medo da ideia de passar a vida sendo prejudicado pela minha visão ruim. Decidi transformar meu maior medo em algo positivo. Eu me esforcei o máximo que podia para treinar meu cérebro a conseguir fazer apresentações com apenas anotações simples, se muito. Apesar de eu não ter uma boa mira no basquete, compensava isso me concentrando em defender. Eu sabia que tinha que enfrentar um desafio, mas não deixaria minha deficiência me destruir. Hoje, ainda não tenho uma visão perfeita, mas, graças às maravilhas da medicina e de uma cirurgia para corrigir catarata, consigo enxergar muito melhor.

Eu me esforcei para ensinar meus entes queridos a encarar problemas como oportunidades. Em vez de permitir que as adversidades o destruam, tente deixar que elas o fortaleçam.

Vou ser direto: simplesmente encare a situação!

Faça um plano. Não ignore, nem negue, nem enrole. O problema não vai desaparecer. Tento pedir conselhos para pessoas que sei que têm experiência e boas ideias, e também tento não julgar ninguém.

Em qualquer momento da minha vida que as coisas parecem impossíveis, me apoio na minha fé. Deus é bom, e Ele carregará nas costas todos os seus fardos. Entregue suas preocupações e problemas para Ele e seja mais leve.

O que sempre me ajudou foi a bondade e os conselhos que recebi de outras pessoas – às vezes de parentes ou amigos, mas frequentemente de gente que mal conhecia, isto é, estranhos bondosos. Por conta própria, encaro as adversidades apenas com força de vontade e determinação, só que isso só me faz nadar no raso, não entrar em mar aberto. Apenas quando me abro para outro ser humano e permito que ele descubra minhas imperfeições (que era um segredo nada secreto) consigo fazer as mudanças e as transformações necessárias para dar um jeito nas partes mais difíceis da minha vida. Um pouco de leveza, um pouco de bom humor, um pouco de empatia, um pouco de sabedoria – tudo isso me ajudou a encontrar um caminho nos piores momentos.

O que ajudou você a suportar e superar seu maior desafio? Que conselhos pode oferecer aos seus entes queridos quando eles depararem com suas próprias adversidades?

Quando eu tinha 30 e poucos anos, eu e outros 99 homens que tinham entre 25 e 85 anos fizemos um círculo ficando ombro a ombro, começando com o participante mais jovem, então o próximo mais jovem, e o próximo, e o próximo, até todos os 100 estarem ordenados por idade. Quando o círculo ficou completo, cada um podia fazer uma pergunta ao que estava diante dele. Os homens equidistantes tinham cerca de 30 anos de diferença entre si. Com isso, tive a oportunidade de pedir conselhos a pessoas com o dobro da minha idade. Decidi perguntar o que eles sabiam aos 60 anos que desejavam que alguém tivesse lhes contado aos 30. Um deles, cujo filho tinha falecido em um acidente de carro enquanto sua filha dirigia, apesar de ele ter dito para a mãe dela não deixar que a filha fizesse isso porque era perigoso demais, falou:

– Você é capaz de sobreviver a praticamente tudo.

A sala ficou em silêncio. O que ele não explicou era como. Espero que as respostas aqui tenham ajudado você a refletir sobre sua força interior, seu jeito próprio de encarar adversidades reais e dolorosas. Fale sobre o seu jeito. Isso dará coragem e força à sua vida e àqueles que terão que enfrentar as próprias dificuldades depois que você partir.

6
Qual é a sua definição de uma boa pessoa?

Se não fizer o bem para os outros, você não vai ter nenhuma chance de ser uma boa pessoa!

– Mehmet Murat Ildan

Eu e minha esposa viajamos para Paris em janeiro. Fazia frio, ventava e chovia, mas, de algum jeito, a cidade continuava linda, como apenas Paris consegue ser. Tremendo de frio e cansados, entramos em um hotel chique para nos aquecermos e fazermos um lanche. Uma música calma ressoava pelo ar perfumado do saguão encerado, todo de mármore. Mesmo no inverno, havia flores por todo canto, homens bonitos e mulheres lindas, com expressões despreocupadas e bolsas Hermès penduradas nos braços, seguindo para as cadeiras estofadas com veludo cinza--amarronzado da cafeteria no canto.

Após pedirmos nossos cafés e croissants, procurei aquele lugar mágico no Google. O Hôtel Lutetia foi construído em 1910. Ao longo dos anos, alguns famosos se hospedaram ali: Pablo Picasso, Charles de Gaulle, André Gide, Peggy Guggenheim e Josephine Baker. James Joyce escreveu parte de *Ulysses* lá.

As coisas mudaram quando os nazistas ocuparam Paris em junho de 1940 e tomaram o hotel. Eles o utilizaram para abrigar, alimentar e "entreter" os comandantes da ocupação. Rebeldes suspeitos eram torturados na prisão do outro lado da rua, para que os torturadores não se atrasassem para a hora do chá no hotel. Imediatamente após a guerra, os sobreviventes foram abrigados ali. Quando De Gaulle se encontrou com o primeiro deles e escutou o que lhe tinham feito, ele chorou.

Eu me sentia muito estranho mordiscando meu croissant perfeito e bebericando um cappuccino naquele lugar terrível e lindo. É isso que acontece, pensei, com prédios, lugares e pessoas. Todos somos tantas coisas...

A verdade é que a questão do bem e do mal não diz respeito à nossa essência, e sim à nossa essência em um momento específico. Pergunte a qualquer um que esteja lutando para permanecer sóbrio por mais um dia, uma hora, um minuto. Pergunte a qualquer um em um relacionamento sério que se sinta atraído por outras pessoas, tendo que decidir se vai continuar sendo sua melhor e mais verdadeira versão. Pergunte a qualquer um que já tenha sentido tentação por algo, comido o fruto proibido e sentido vergonha depois. Quando se trata de bem e mal, cada um de nós está no centro de uma batalha interior que se alterna entre a agitação e a calmaria até o dia da nossa morte. Nas palavras do dissidente soviético Aleksandr Soljenítsyn (que precisou comer ratos para sobreviver ao gulag e viu o mal de perto): "Quem dera somente as pessoas más cometessem maldades, então seria necessário apenas separá-las do restante de nós e destruí-las. Mas a linha que divide o bem e o mal atravessa o coração de todo ser humano."

A religião tende a simplificar demais o conceito de bem e mal em termos de céu e inferno. Você pode acabar em algum dos dois, nunca em ambos. Porém, quando olhamos de verdade para nosso interior, entendemos que céu e inferno são questões bem mais complicadas do que uma diferenciação entre nós e eles, entre quem está em cima e quem está embaixo. Vejamos a história a seguir, que parece simples, apesar de estar longe disso. Com pequenas variações, ela se tornou parte do folclore de várias culturas, incluindo o hinduísmo, o budismo, o islamismo, o judaísmo e o cristianismo. Esta versão da história é atribuída ao rabino Haim de Romshishok.

Um homem deseja saber os segredos do céu e do inferno. Deus concede seu desejo e envia um guia para acompanhá-lo primeiro ao inferno. Eles entram no salão de um belo palácio. Os habitantes do inferno estão sentados a uma mesa de banquete. Pratos dourados transbordam com as comidas mais deliciosas imagináveis. Mas tudo permanece intocado. Os macilentos convidados do jantar gemem de fome.

– Se essas pessoas estão famintas, por que não comem? – pergunta o homem ao guia.

– Olhe com mais atenção – responde o guia. – Eles não têm cotovelos. Seus braços estão travados. Não conseguem dobrá-los para levar a comida até a boca.

Então o guia leva o homem ao céu, onde entram em um salão com um banquete idêntico ao do inferno. E os convidados também não têm cotovelo, mas todos estão alimentados e felizes.

– Não entendi – diz o visitante ao guia. – Por que essas pessoas estão tão felizes se não conseguem pegar a comida?

– Olhe melhor – diz o guia ao homem.

Ele faz isso e percebe que cada um ali usa o braço enrijecido para alimentar a pessoa do outro lado da mesa.

Essa história nos desafia a questionar por que as pessoas no inferno têm um comportamento diferente. Elas não querem comer também? É claro que querem. Se todo mundo no céu e todo mundo no inferno deseja comer, isso significa que o céu tem alguma coisa que falta ao inferno. Essa coisa é a capacidade de se importar com os outros que também estão passando fome.

O inferno é o lugar onde as pessoas não se importam com os outros. E esse inferno pode existir dentro de cada um de nós. Por que dou dinheiro para a mulher em situação de rua que de vez em quando se oferece para lavar meu para-brisa no posto de gasolina, mas desvio o olhar dela em outros dias? Porque, como todos nós que sentimos a empatia ir e vir, às vezes estou no céu, e às vezes estou no inferno. Há momentos de luz, muitos deles, quando sinto intensamente a dor dos outros, e outros, muitos também, em que estou em uma escuridão sombria demais para conseguir enxergar, e só consigo pensar em mim mesmo.

Schopenhauer questionou isso. Como é possível que um indivíduo consiga reagir à dor e ao sofrimento do outro como se fosse sua própria dor e sofrimento? Como um indivíduo é capaz de esquecer sua segurança e ir ao socorro do outro, arriscando a própria vida? A resposta de Schopenhauer é que a compaixão é a experiência que mostra que você e o outro são um só. Que a experiência da separação é secundária. E, mais profundo ainda, que toda vida é uma, que toda consciência é uma só consciência, e que, quando ajudamos outro ser humano, afirmamos a unificação de nós todos.

Todo mundo sabe quem estendeu a mão quando estávamos assustados, sofrendo sozinhos, quem apareceu com uma refeição, uma carta, um abraço, um passeio, uma risada. Todo mundo já sentiu compaixão. Todo mundo sabe o que é a bondade. E todo mundo sabe que essas coisas dependem de conseguirmos ou não vencer nossa batalha interior sempre que a travamos. A tristeza do mundo e das nossas famílias vem da tentação simples, porém terrível, que sentimos, às vezes inúmeras vezes por dia, de tomar e não ceder, de gritar em vez de escutar, de acreditar que o coração e a alma dos outros são diferentes e menos complicados, menos humanos do que os nossos, e de acreditar que, independentemente de as pessoas terem uma aparência muito diferente da nossa e morarem longe ou serem parte da nossa família, se as cortarmos, elas não sangrarão – e, se não pensarmos nelas, sua existência não será importante. Vivemos em um mundo em que é fácil demais objetificar o outro, e no qual a resposta de cada um de nós para a pergunta "Você realmente se importa com as outras pessoas?" não é sim ou não, mas "às vezes".

A primeira lei da biologia é a autoproteção. A primeira lei da alma é a compaixão. Sim, essas duas coisas podem entrar em conflito, porém é a compaixão que nos torna superiores aos animais. A compaixão é o que define a bondade. A compaixão é o céu na terra. Você enxergará o poder e a beleza da compaixão nas respostas que reuni para a pergunta deste capítulo.

Ser uma boa pessoa é saber que aquilo que você faz afeta os outros. Não é necessariamente uma questão de ser 100% altruísta, mas de ter a noção de que somos responsáveis por nós mesmos e nossa felicidade, e que a felicidade dos outros é igualmente importante.

Ser uma boa pessoa é tomar a atitude certa para servir a Deus e aos outros. Ser uma boa pessoa é tomar atitudes para "amar o próximo como a ti mesmo"; é se importar com o estranho, com o pobre, com o carente, com o indefeso e com aquele que não tem voz, seja para defender a si mesmo, seja para falar pelo outro.

∙

Meu avô sempre dizia que eu não necessariamente precisava ser "bom" com todo mundo, mas sim "justo". Nunca me esqueci disso. Nós podemos decidir com quem desejamos ser especialmente bons, mas temos que ser justos com todos. Ser justo é o básico de ser uma boa pessoa. O que é mais elevado? Desejar (e se esforçar) para que o filho de todo mundo tenha acesso às mesmas coisas que você desejaria para o seu.

∙

É difícil descrever o que é uma "boa pessoa", mas você sabe quando está na presença de uma! Sei porque moro com uma boa pessoa. Ele é correto, bondoso, forte, atencioso, não se importa com a conta bancária de ninguém nem com quanto os outros são "importantes". Ele faz a coisa certa e nunca pede reconhecimento.

∙

Uma boa pessoa é aquela que está disposta a parar quando erra. A ouvir com mais atenção e pensar no que os outros precisam para se tornarem suas melhores versões. A ativista e escritora sikh Valarie Kaur descreve isso como amor revolucionário. Acho que é algo em que presto mais atenção quando faço jejum durante o Ramadã. A falta de comida e água durante o dia, somada à sonolência causada pelas orações noturnas e do começo da manhã, diminui meu ritmo o suficiente para que eu preste mais atenção nas sutilezas que me mostram o que os outros comunicam e do que precisam. O jejum de 30 dias é difícil e uma ferramenta para refinar o caráter. Quem dera nos entregássemos a ele e superássemos os momentos em que estávamos com fome e acabamos maltratando os outros. A bondade interior vem à tona quando o corpo deixa de mandar em nossos atos e nosso autocontrole nos permite imaginar a bondade que podemos fazer ao nosso redor. No capítulo 5 sobre jejuns na Mishná, somos orientados a recordar momentos de adversidade do passado, refletir sobre eles e jejuar. Quando fazemos isso, "retornamos à bondade". Há muitos caminhos para a bondade em tradições diferentes. Escolha um. É uma jornada difícil, em que cada passo vale a pena. Ser uma boa pessoa não é um estado de espírito superficial. É um caminho longo rumo à sua melhor versão.

Tente frequentemente fazer o melhor possível, não importa o que seja nem quanto você consiga fazer. As palavras-chave são *frequentemente*, porque nem sempre você fará isso, e *tente*, porque nem sempre você vai conseguir. Não é uma competição para ver quem é mais perfeito. Mas você precisa ter um nível de exigência alto e não desistir.

Adoro os padrões e modelos estabelecidos pelo movimento de comportamento ético judeu chamado Mussar. Prazer imediato, gratificação instantânea, decisões impensadas jamais poderiam constituir uma boa pessoa. A bondade exige prática, esforço e foco.

Uma boa pessoa nunca poderia ser como Dorian Gray. Aquilo que fazemos nos afeta. Nossas escolhas podem machucar nossa alma e deixar cicatrizes nela.

Uma boa pessoa deixará de lado parte das suas necessidades pessoais para que a comunidade receba um bem maior. Bondade exige maturidade. Bondade exige autonomia. Bondade exige um conjunto pessoal de critérios que está permanentemente grudado no espelho de nossas vidas. Bondade nunca exige perfeição, mas sempre exige disposição de reconhecer em que podemos melhorar.

Bondade é aquilo que esperamos ver no comportamento de nossos filhos e netos.

Doar a si mesmo – fazendo trabalho voluntário para amigos ou parentes necessitados, ou para uma instituição de caridade –, doar tempo, dinheiro, trabalho. Agradecer às pessoas que lhe ajudam, seja o caixa do supermercado ou alguém que ofereça um auxílio mais abrangente.

Uma boa pessoa se faz presente e oferece apoio para os outros. Uma boa pessoa defende a si mesma e aos outros.

A ética é circunstancial, a moral é estática. Uma boa pessoa é capaz de fazer coisas ruins – mas ao fazer certas coisas ruins você deixa de ser uma boa pessoa. Uma boa pessoa impõe limites. Uma pessoa ruim ultrapassa esses limites vezes demais. (*Kadosh* e *kosher* são derivadas da palavra que significa "separar" – então impor limites pode ser sagrado.)

Acredito que você irradia amor quando é uma boa pessoa. Amor é tudo. Bondade é amor.

Ser amoroso, compreensivo, e estar presente quando precisam de você.

A boa pessoa sacrifica seus próprios interesses para beneficiar a comunidade de que faz parte. Isso exige um forte senso de empatia e preocupação pelos outros, e a disposição de tomar uma atitude quando a ocasião pedir.

Nunca minto para meus filhos nem sonego impostos. Mas, se eu precisasse mentir para proteger minha família, como muitos judeus fizeram durante o Holocausto, faria isso sem pestanejar. E ainda me consideraria uma boa pessoa.

Uma boa pessoa se importa com os outros. Uma boa pessoa é empática. Uma boa pessoa é generosa. Uma boa pessoa consegue rir de si mesma. Uma boa pessoa gosta de ajudar os outros. E uma boa pessoa não precisa ser lembrada de fazer coisas boas.

Exercito o silêncio. Com isso, quero dizer que, por mais que eu queira dizer algo, há momentos em que, por compaixão, é melhor ficar em silêncio. Acho que isso significa ser misericordioso quando alguém vulnerável nos magoa. Nem sempre sou essa pessoa; nem sempre sou tão bonzinho, porém o silêncio pode ser inspirador se você conseguir não internalizar a mágoa. Acho que a regra é não fazer com os outros aquilo que não desejaria que fizessem com você.

Uma boa pessoa (1) trata os outros pelo menos tão bem quanto ela espera ser tratada. (2) Tenta ser legal com todo mundo. Ricos ou pobres, inteligentes ou nem tão inteligentes assim, todos nós vestimos uma perna da calça de cada vez. (3) Retribui. Seja lá qual for sua comunidade ou sua paixão, retribua. (4) Ajuda as pessoas a serem melhores em vez de desejar mal a elas. (5) É sincera com outras pessoas, menos quando isso pode magoar seus sentimentos. (6) Não faz fofoca nem fala mal de ninguém, em especial de seus amigos. Essa pode ser a coisa mais difícil de fazer para continuar sendo uma boa pessoa. (7) Faz os outros sorrirem e serem felizes. Quão difícil é dizer "oi", "obrigado", "você está lindo", "posso ajudar com alguma coisa?"? (8) É alguém com quem as pessoas gostam de conviver.

Para mim, ser uma boa pessoa significa perguntar como posso servir de verdade. É o serviço através de bondade, compaixão, apoio, companheirismo, empatia e presença.

Acho que ser uma boa pessoa é ter uma vida consciente e escrupulosa. Para mim, significa pôr a cabeça no travesseiro à noite sabendo que tomei as melhores decisões que poderia com as informações que tinha. Significa ter compaixão com os outros e comigo mesmo. E significa compreender que todos fazemos parte de algo muito maior do que nós mesmos (provavelmente maior do que um único "algo").

Acho que é deixar-se guiar pela honestidade, autenticidade, generosidade e atenção plena. Ter um equilíbrio entre cuidar de si mesmo e conseguir manter os outros em primeiro lugar quando isso for necessário, e sempre se mostrar presente.

A regra de ouro: não faça com os outros o que não desejaria que fizessem com você. O que é uma boa pessoa? Essa é uma pergunta difícil porque insinua que existem apenas bem e mal, quando tudo vai muito além dessa dualidade. Para mim, ser bom significa me fazer presente e me esforçar ao máximo mesmo quando estou cansado ou com o ego ferido. Significa acordar no meio da madrugada quando você precisa entregar um trabalho importante no dia seguinte, mas seu filho quer conversar com você. Significa ser gentil quando se sente irritado, e generoso quando se sente menosprezado. Paciência é uma parte importante da bondade, assim como a disposição de assumir fracassos, comportamentos ruins, erros e equívocos. Ser bom é estar presente para si mesmo e tentar fazer aquilo que você prega, independentemente do que surgir no seu caminho.

Uma boa pessoa doa e perdoa, entende que somos todos iguais nas nossas imperfeições. É bom passar por dificuldades; isso nos torna solidários. É como a calma ou a fúria do mar, sendo perpetuamente puxado pela gravidade da Terra para um lado ou para o outro, nos mantendo equilibrados e atentos.

Qual é a sua definição de uma boa pessoa?

"No momento da concepção", diz o Talmude, "um anjo carrega uma gota do sêmen que formará a criança e a leva perante Deus. 'Mestre do Universo, qual será o destino desta gota?', indaga o anjo. 'Ela formará uma pessoa forte ou fraca? Uma pessoa sábia ou tola? Uma pessoa rica ou pobre?' Ele não questiona se a pessoa será perversa ou íntegra."

Por que não? Por que o anjo não pergunta a Deus se a pessoa prestes a ser formada será perversa ou íntegra? Porque os sábios acreditavam que nós – não nossa composição genética, não nosso ambiente, nem mesmo Deus – somos responsáveis por nossas escolhas morais. A genética pode determinar nossa altura e nossa força, talvez até nossa inteligência, mas não nosso caráter. Ele, o caráter, cabe a nós.

Aqui vai uma boa notícia. Ter um comportamento ético e moral – ser bondoso, bondoso de verdade – incentiva as pessoas ao nosso redor a se tornarem mais generosas. Em um projeto de pesquisa, uma pessoa ficou parada ao lado de um carro com um pneu furado em um bairro residencial de Los Angeles. Os motoristas que tinham visto alguém ajudando outra pessoa a trocar um pneu 400 metros antes tinham quase o dobro de chances de parar e ajudar do que aqueles que não tinham passado pela cena de uma pessoa ajudando outra.

Pessoas prestativas e generosas são inspiradoras. Elas nos lembram que temos escolhas e convidam nossa compaixão a vir à tona. Imagine por um instante que você e as pessoas que ama estão parados atrás de uma linha desenhada na areia. Quem cruzar a linha para o outro lado se compromete a ser justo, bom, sensível e solidário. Ninguém se mexe. Todo mundo fica preso na vulnerabilidade, no medo, nos próprios interesses ou na indiferença. Se você atravessar a linha, talvez o sigam. As pessoas precisam de inspiração.

Certa vez, sentado na sala de jantar da clínica de repouso do meu pai, comecei a conversar com um voluntário. Ele era um advogado importante que tinha se aposentado. Para se ocupar, trabalhava na ouvidoria da clínica duas vezes por semana cuidando das reclamações e dos interesses dos residentes e de suas famílias.

– Quando conhecidos me encontram aqui, sei o que pensam – contou ele. – Pensam que eu era uma pessoa importante, no alto escalão do mundo dos negócios e da política, uma pessoa que fazia acordos, e agora está aqui, trabalhando como voluntário nesta clínica de repouso.

"Mas sabe aquele homem ali? Ontem, quando serviram seu almoço, colocaram metade de um melão na frente dele e voltaram meia hora depois para levar a fruta embora. Abordei a mulher que estava tirando a bandeja e falei: 'Esse homem teve um derrame. Ele não consegue comer um melão assim. Você precisa cortá-lo em pedaços e dar uma colher para ele'. Então ela fez isso. O homem baixava lentamente a colher, pegava pedacinho por pedacinho e os levava aos poucos até a boca. Ver aquele homem comer seu melão ontem", concluiu ele, "foi um dos melhores momentos da minha vida."

Ele não marcava pontos em um placar. Não se preocupava com o que receberia de recompensa por sua bondade. Não dava desculpas. Apenas encontrava uma forma de ser gentil com outra pessoa. Apenas realizava um ato bondoso.

Atravesse a linha para que os outros o sigam. Conte aos seus entes queridos sobre as pessoas boas que encontrou na vida e os momentos em que você também agiu com compaixão. Seja o guia deles agora e quando atravessar aquela linha que passa pelo coração de todo ser humano.

7
Qual é a sua definição de amor?

Apesar de tudo, após tanto tempo,
O Sol nunca diz à Terra:
"Devei-me."
Vede o que acontece com
Um amor assim,
Ele ilumina o céu inteiro.

– Hafiz

Às vezes, dissolvo açúcar em uma tigela de água na frente de crianças e peço que provem a água.
– Está doce! – exclamam elas ao enfiarem alegremente seus dedinhos molhados na boca risonha.
– Por que está doce? – pergunto.
– Porque você colocou açúcar! – gritam.
– Como assim? Tem açúcar nessa água? – indago, incrédulo.
– Tem, porque você colocou. A gente viu! – continuam gritando, com a empolgação de quem tem 3 anos.
– Mas, se vocês não conseguem enxergar o açúcar, então como sabem que ele está aí? – questiono. Então direciono a brincadeira ao próximo nível da lição. – Toquem seu nariz – digo. – Agora, toquem sua cabeça. Agora, os dedos dos pés;

agora, as orelhas. – Elas seguem as instruções com alegria. – Agora, prestem bastante atenção: toquem o amor que vocês sentem pela mamãe ou pelo papai, pelos seus irmãos. A sala cai em silêncio. Algumas tocam o coração, porém a maioria fica confusa. Então explico a elas sobre uma das maiores e mais lindas verdades do mundo – que as coisas que não conseguimos tocar nem ver continuam sendo muito reais e se chamam sentimentos. Sentimentos, digo, são a coisa mais importante de todas, e o sentimento mais importante de todos é o amor.

Mais tarde, essas criaturinhas preciosas aprenderão que, apesar de não conseguirmos ver ou tocar o amor, podemos agir com amor nos momentos que mais tarde serão os mais importantes da vida. Amor é o oposto de indiferença e egoísmo. No exato momento em que conheci Betsy, minha esposa há 36 anos, a pressão do ar pareceu mudar ao meu redor. Seus olhos azuis me fizeram perder o fôlego, e continuam fazendo. Como já contei, ficamos noivos no nosso segundo encontro. Nosso amor era nítido. Era um sentimento puro, e na maior parte do tempo ainda é. Mas ele vai além disso. Amor é acordar no meio da madrugada para segurar o cabelo dela quando ela passa mal e vai vomitar na privada, e então limpar tudo depois que ela volta para a cama. Amor foi descobrir que eu estava sofrendo de depressão depois da minha operação na coluna e de passar meses tomando opioides demais. Meu transtorno de humor era tão intenso que, se um gênio da lâmpada me visitasse e dissesse "Steve, vou conceder qualquer pedido que você fizer: paz mundial, riquezas imensas, o fim de todos os tipos de câncer, da fome, da opressão e do sofrimento", eu teria dito "Me deixe em paz" e puxado a coberta sobre a minha cabeça. Eu só queria ficar no escuro. Nas raras ocasiões em que sentia fome, a única coisa que queria comer era o queijo-quente de Betsy. Ela passa manteiga e um pouco de maionese nos dois lados das fatias de pão, mistura os queijos certos e torra até alcançarem o nível perfeito de crocância por fora e cremosidade por dentro. Durante esses dias, semanas e meses sombrios, Betsy ficou ao meu lado, preparou queijos-quentes, me levou ao banheiro, encontrou a ajuda psicológica de que eu tanto precisava embora não admitisse, e esperou pacientemente, sem nunca reclamar nem se frustrar. O amor é altruísta, generoso.

O amor faz com que eu queira arrancar risadas de Betsy e aquecer seus pés à noite. O amor é a forma como nos preocupamos juntos com nossos filhos e ficamos de mãos dadas sob as cobertas, não importa quanto o dia foi estressante ou cheio de brigas. Amor é ter esvaziado as sondas dela após sua mastectomia dupla e lhe garantir que meu amor é inabalável. É compartilhar tristezas, dinheiro, tempo, tarefas, sonhos e fracassos. É sexo e a ausência de sexo, e o silêncio confortável quando estamos juntos. É o jeito como ela olha para mim em seu pijama de flanela quando levo seu café na cama, e como nos olhamos após todos esses anos, dizendo como que agradecidos: "Estamos velhos e casados."

Eu e Betsy não somos os únicos. Toda pessoa que sente amor sabe que é necessário certa magia para ele começar, mas muito altruísmo para crescer. Quase todas as respostas para a pergunta sobre o que é o amor que você lerá aqui têm em si certo aspecto desse altruísmo; é colocar as necessidades e os desejos do outro acima dos seus, inúmeras vezes. Isso vale não apenas para nossos companheiros de vida, mas também para pais e filhos, irmãos, parentes, amigos, colegas de trabalho e animais de estimação.

A maioria das pessoas pensa que sacrifícios são perdas. Dizemos coisas como "Que sacrifício horrível" e "Ele fez o maior sacrifício do mundo". Mas existe uma forma antiga de encarar o sacrifício que é o completo oposto disso e, na minha opinião, está bem mais próxima da verdade. O termo bíblico para sacrifício é *korban*. Seu significado original é "chegar perto ou estar próximo". O sacrifício era como os antigos se aproximavam de Deus. Também é o jeito como nós, humanos, nos aproximamos uns dos outros. Algumas pessoas diriam que nos sacrificamos porque amamos. Porém a verdade é que amamos porque nos sacrificamos. Amar é doar. É a coisa mais altruísta e sagrada, simples e pura, invisível porém sentida, e doce como açúcar.

Amor é atitude.

Amor é comprar no mercado algo que você não gosta de comer, mas que seu marido adora. Amor é largar tudo quando seus filhos telefonam. Amor é se importar com alguém mais do que com você mesmo.

No seu âmago, amor é encontrar humanidade e significado nos outros. Amor significa estar em paz com dar mais do que se recebe. Amor é abrir mão do ego e se sacrificar em nome de uma conexão com outras pessoas e o mundo ao seu redor. Amor significa dar um pedaço de si mesmo para encontrar paz interior.

Amor é aquela energia indescritível que nos leva a colocar as necessidades de outra pessoa acima de tudo. Amor é aquela força capaz de pegar o ódio e dissolvê-lo em perdão. O amor derrete o ódio e cura as feridas da alma. Amor é livrar-se das limitações do ego.

Amor é uma postura e um comportamento com que devemos nos comprometer. Se você conseguir se sentir acolhido e confortável ao mesmo tempo, ótimo! Mas essa é a cereja no topo, não o bolo. Se não estiver acreditando em mim, pense um pouco em quanto as pessoas podem ser absurdamente cruéis umas com as outras mesmo quando alegam se amar.

O amor, segundo a definição de M. Scott Peck [psiquiatra e autor de *A trilha menos percorrida*], é ir além das minhas limitações e fronteiras para possibilitar o meu crescimento espiritual e o dos outros. É não usar as vulnerabilidades alheias contra as pessoas e é uma conexão com o *tzelem* [imagem divina] nelas.

Amor é a liberdade e o conforto de saber que, nos bons e nos maus momentos, você pode ser a pessoa que realmente é, sem ser julgado.

O amor varia, dependendo de a quem ele é direcionado, mas, em geral, é querer cuidar mais de alguém do que de si mesmo. Mas, além disso, meu amor por meu marido, que faleceu, era o frio no estômago que eu sentia ao vê-lo, o brilho que eu encontrava em seu olhar, a sensação de que, por mais difícil que a vida ficasse, ele era o homem com quem eu queria passar pelos momentos complicados e com quem eu queria comemorar os felizes.

Em relação aos meus filhos, é querer protegê-los do perigo, dos obstáculos e das mágoas todos os dias que eu passar ao lado deles. É querer que sejam abençoados com uma vida tranquila.

Amor é a sensação de pertencimento, a sensação de estar no lugar certo, a sensação de ser sua versão ideal e de ser melhor do que você realmente é. É a porta que abre no seu coração e torna o coração maior do que nunca. É a comunhão, a igualdade, o respeito, o cuidado e a devoção. É ser o porto seguro de uma pessoa e ela, o seu.

Leia 1 Coríntios 13:4-6: "O amor é paciente, o amor é prestativo, não é invejoso, não ostenta, não se infla de orgulho. Nada faz de inconveniente, não procura o seu próprio interesse, não se irrita, não guarda rancor. Não se alegra com a injustiça, mas se regozija com a verdade."

O amor é a coragem de permanecer presente nos bons e maus momentos, e nunca desistir de alguém.

O amor acaba com a minha necessidade de julgar e avaliar o outro. O amor é um estado de espírito. O amor, se tentarmos articular seu significado, encolhe.

Acho que amor é a devoção a outra pessoa, a outro ser (por exemplo, um animal de estimação), a uma causa, e a atividades que fazem você se sentir feliz e completo.

Para mim, amor é a paz absoluta e a presença que senti quando minha filha recém-nascida esfregou sua orelhinha no meu peito depois que a amamentei.
Momento presente. Conexão pura.

É mais fácil dizer o que ele não é. Não é uma paixão cega, que se concentra no ego. Também não é completamente altruísta, já que o altruísmo também se restringe, em certo grau, ao ego. Amor é o foco no outro, mesmo em detrimento de si mesmo em certos momentos; e do amor surge a devoção, o apego, a interdependência e algo além do que apenas o ego.

O amor ideal é criar espaço no coração para o outro sem possuí-lo, aceitando e tolerando seus defeitos sem controlá-lo, escutando com atenção, perdoando as diferenças, compartilhando intimidades com respeito e apreciando um ao outro.

Para mim, amor significa aceitação. É priorizar as necessidades do outro acima das suas, pelo menos em parte do tempo. O amor é diferente dependendo do tipo de relação. E é possível amar alguém mas não gostar dessa pessoa em certos momentos (uma lição que todos os pais conhecem bem). Pode ser, em diferentes fases, complicado, empolgante, frustrante e decepcionante. Mas qualquer amor verdadeiro é, no fim das contas, mútuo.

O amor é o sentimento especial que você sente por outra pessoa e que lhe permite colocá-la na frente dos seus próprios interesses.

Adorei a pergunta. O amor é bem definido em Coríntios, mas quero voltar para minha ancestralidade maia, que define o amor em um cumprimento, *ala kesh ala kin*, que significa "a luz que vejo em você é a mesma luz que há em mim". Acredito nos sábios do passado quando eles diziam que somos todos feitos de amor – e que, quando nos conectamos com essa luz interior, somos capazes de vê-la uns nos outros. Em primeiro lugar e acima de tudo, amor é vulnerabilidade, bem como humanidade, compaixão, aceitação, reverência, igualdade, justiça e reconhecimento da beleza e dos milagres ao nosso redor. É aquela energia interna que nos eleva quando há sofrimento e perda. É aquela energia que em certos momentos sinto ser Deus, que nos lembra que sempre há esperança dentro de nós. Sinto amor na minha reverência pela natureza, pelo tamanho do mar e pelos picos de montanhas que sobrevivem às estações e aos milhares de anos que nos separam.

Amor é o carinho do seu cachorrinho adorado, que enterra o focinho em seu joelho quando você está desanimado. Amor é preparar e compartilhar uma refeição maravilhosa e uma taça de um bom vinho com amigos e parentes que fazem você se sentir em família. Amor é trocar uma risada e um sorriso que lembram que a vida é boa. Amor é permitir aquela conexão sagrada, intimidade, troca, carinho profundo – estar presente nos momentos que importam e até nos que não importam. Amor é minha filha, mesmo quando ela me dá respostas atravessadas. Amor é a força vital e o único motivo para estarmos aqui, mesmo que não consigamos permanecer o tempo todo na luz.

Amor é incondicional. Quando você ama alguém, aceita a pessoa como ela é, para o bem e para o mal. É pedir desculpas, mesmo quando você não sabe como se sente de verdade. O amor é apenas um sentimento – não precisamos pensar sobre ele, apenas senti-lo. Se tivermos que pensar, provavelmente não é amor.

Meus cachorros me ensinaram o que é amor incondicional, principalmente nossa primeira cadela, Lily. Quase todos os dias quando saio para o trabalho, Lily para ao lado da porta e me encara, questionando com seus olhos se vou sair sem levá-la, e lhe explico quanto aquilo é difícil, mas que tenho mesmo que ir. Quando volto para casa, ela corre até mim e passa o resto da noite me seguindo por todo canto. Sem pedir nada em troca, sem rancor por ter sido deixada para trás, apenas amor. Que sensação maravilhosa é ser amado incondicionalmente.

Qual é a sua definição de amor?

Vejamos o caso de Rosie, nossa poodle de 18 anos que é surda, cega e sofre de demência. Por sorte, ela não está sentindo dor. Mesmo assim, troca o dia pela noite. Eu e Betsy precisamos levá-la para o quintal várias vezes por dia para ela fazer suas necessidades, e com frequência fico acordado com ela durante a madrugada enquanto ela gane por motivos que não pode explicar. Rosie tem regurgitação aórtica e precisa tomar remédios duas vezes por dia, e de vez em quando bate com a cabeça ao andar pela casa. Às vezes, tem incontinência. Hoje de manhã, eu a segurei em meus braços enquanto ela dormia, sentindo seu coraçãozinho bater contra o meu peito. Pensei em todos os anos em que ela alegrou nossa família, especialmente quando as crianças eram pequenas. Em como ela se achegava a mim quando eu estava triste ou cansado, e em como passou meses se recusando a sair do meu lado nas duas ocasiões em que fiquei muito doente. Rosie me amaria se eu morasse em uma mansão ou em uma caixa de papelão. Não me incomoda nem um pouco que ela precise de mim agora. Sua vulnerabilidade faz com que eu a ame mais, não menos.

Sei que não sou nem de longe o único tutor que se sente assim em relação ao seu animal de estimação. Uma diferença crucial entre nossos entes queridos humanos e animais é que os animais não se importam com o motivo de os amarmos, e mesmo que se importassem nós não saberíamos explicar. Independentemente da frequência com que fazem isto, as pessoas dizem "eu te amo" umas para as outras, mas quase nunca explicam por quê. A pergunta crucial é: por que não? Agora é o momento de dizer por que você ama as pessoas que ama. Deixe fluir sua gratidão pelos sacrifícios que vocês fizeram ao longo dos anos, que nutriram seu amor uns pelos outros. Diga quanto elas o fazem rir. Diga o que elas significam para você, e por quê. Então o amor que sentem sobreviverá não apenas por hoje e amanhã, mas por muito tempo depois que você partir.

8
Você já cortou relações com alguém?

Sabe por que o sal mata lesmas? Porque dissolve a água que faz parte da sua pele, de modo que a água dentro do corpo começa a vazar. A lesma se desidrata. Isso também ocorre com os caracóis. E com as sanguessugas. E com pessoas como eu. Com qualquer criatura, na verdade, que seja frágil demais para se defender.

– Jodi Picoult

Fiquei surpreso com a quantidade de pessoas que entraram em contato comigo para falar sobre um parágrafo específico no meu livro anterior. Elas me agradeceram por falar a verdade sobre um assunto que a maioria das pessoas não discute; uma coisa que aprendi durante a minha vida e com os anos que passei ajudando a amenizar os medos dos outros. O temor debatido naquele parágrafo e que chamou tanta atenção surge com mais frequência do que a maioria das pessoas se dá conta. É a antecipação da culpa por imaginar como você se sentirá quando alguém com quem tenha cortado relações morrer. As conversas são mais ou menos assim:

— Não falo com a minha mãe há anos. Ela passou a vida inteira sendo fria e distante. Na vida adulta, e com frequência na infância, sempre que eu estava com ela me sentia péssimo comigo mesmo e frustrado com a sua incapacidade de me escutar e respeitar quem eu sou. Mas, agora que ela está morrendo, tenho medo de me arrepender se não fizer as pazes.

— Duvido — respondo, sincero. — É mais provável que você sinta alívio.

As pessoas costumam ficar surpresas ao ouvir essa resposta, mas a verdade é que, se uma pessoa constantemente magoa e decepciona você enquanto está viva, é bem provável que ela continue magoando e decepcionando você no fim da vida. Em geral, morrer não faz ninguém mudar de personalidade. Nem você. Nem ela. Nem a maioria das pessoas.

Minha mãe passou mais de 40 anos sem falar com o próprio pai. Em um dia ele fazia parte da minha infância, e no outro desaparecia. Ela nunca contou o motivo exato para ter cortado relações. Tudo que dizia era: "Ele é um homem ruim e ignorante." Mais tarde, eu descobriria que ela havia testemunhado as surras que ele dava nos irmãos dela na infância, e que minha avó lutava contra transtornos mentais e acabou cometendo suicídio quando eu era pequeno. Parecia que tudo no pai causava sofrimento à minha mãe. Um dia, provavelmente com a ajuda do meu pai, ela se impôs e o expulsou da sua vida. Quando eu era mais novo, achava que essa decisão tinha sido um péssimo exemplo para mim e meus quatro irmãos. O lema não deveria ser "família em primeiro lugar"?

Depois de passar mais de 30 anos sem ver meu avô, decidi procurá-lo. Havia pouco tempo que eu tinha feito um sermão sobre a importância de cuidar de questões emocionais não resolvidas, e percebi que deveria seguir meu próprio conselho. Meu avô continuava morando na mesma casinha em Minneapolis onde eu o encontrara pela última vez, décadas antes. Escrevi para ele, consegui seu telefone e fui. Não demorei muito para entender que minha mãe tinha razão. Ficou claro para mim que, anos atrás, ela precisou se proteger, porque a alternativa era continuar sendo humilhada e talvez emocionalmente destruída pelo pai.

Não estou sugerindo que devemos parar de tentar manter uma relação com pessoas que podem ser difíceis ou irritantes em certos momentos. Se fosse assim, não restaria nenhum casamento no planeta. Estou falando de algo mais raro e extremo: uma pessoa tóxica para o seu bem-estar. Você pode estar se perguntando por que incluí uma pergunta assim como algo para compartilhar com as pessoas que você ama. O motivo é que isso ensina uma lição muito maior e importante, de que há momentos em que precisamos ter coragem de nos defender e, às vezes, de enfrentar o sofrimento que isso gera.

Tive dificuldade em fazer isso por causa da maneira como minha vida pessoal e profissional estão entrelaçadas. Na maioria dos casos, pôr fim a uma relação com alguém que me desrespeitou ou me magoou é também me afastar de alguém que faz parte da congregação que tenho a obrigação de servir e cuidar. Além disso, religiosos deveriam ser difíceis de irritar, ter facilidade de perdoar e ainda ser compreensivos e demonstrar empatia com pessoas que se comportaram mal, porque elas certamente carregam alguma ferida emocional. Acrescente-se a isso que membros do clero seguem esse caminho porque querem ser amados, e sabemos que nos recusar a interagir com muitas pessoas (ou até com uma única que seja muito poderosa e rica) pode significar o fim da nossa presença na congregação. Ao longo da minha carreira, a maioria das pessoas foi boa, agradecida e respeitosa. Algumas fizeram fofoca ou contaram mentiras de mim para os outros, me julgaram de forma injusta ou foram até mesmo cruéis. Sendo direto, como religioso, ou você atura as atrocidades dos outros ou arrisca sofrer as consequências de se defender. Já fiz as duas coisas. Quanto mais envelheço, menos disposto me sinto a aturar pessoas maldosas. Cada vez mais, sei como me defender. É uma lição que eu queria ter aprendido antes.

Algumas pessoas, além de mim, se mostraram dispostas a falar sobre suas experiências ao cortar relações, abrir mão ou se afastar de relacionamentos que não lhes faziam bem. Que todos nós possamos aprender uns com os outros.

Ah, essa é dolorosa. Existe uma diferença entre nunca desistir de uma pessoa e permitir que ela faça tudo que quer sem você reclamar. Então, sim, já tive que convidar algumas pessoas a se retirarem da minha vida. É muito importante ser sincero consigo mesmo – você ficou magoado com essa pessoa porque ela tocou em um assunto que você preferia ignorar? Isso não é motivo para cortá-la da sua vida. Mas existem aquelas que estão tentando entender a própria confusão, e é um erro pensar que não fechar a porta e seguir em frente é um favor que você faz a si mesmo ou a elas. Nós permanecemos ali porque queremos agradar ou porque achamos que somos a última esperança da pessoa? Isso não passa de egocentrismo e não ajuda ninguém de verdade. Não, alguns dos momentos que mais me fizeram crescer foram aqueles em que falei, em alto e bom som, "Você não vai passar" (e qualquer um que me conheça de verdade sabe que isso é uma referência a Gandalf em *A sociedade do anel*).

Já cortei pessoas da minha vida porque elas faziam mal para minha autoestima e alimentavam as piores partes de mim. Enxergar as pessoas por quem elas são, não por quem você precisa que elas sejam, é o segredo para evitar aquelas que não lhe fazem bem. Elas podem ser boas pessoas, mas não para você.

Às vezes, a despedida é um presente – para você e para o outro. Acredito que as pessoas entram na nossa vida por um motivo, por um tempo, ou pela vida inteira. A separação nunca é fácil, mas pode ser necessária. Quando a minha relação com uma pessoa específica para de me tornar alguém melhor, está na hora de seguir em frente.

Nunca tive uma relação tão tóxica a ponto de precisar cortar os laços, mas já deixei que eles se afrouxassem a ponto de quase se soltar sozinhos. Raramente o motivo é a outra pessoa, mas as circunstâncias. Não gostamos de pensar que relacionamentos dependem de contexto, mas a verdade é essa, a menos que você e a outra pessoa se esforcem muito para levar a relação a outro nível. É algo que demanda tanto tempo e energia que não dá para ser feito com frequência. Em resumo, é por isso que casamentos são tão desafiadores. Não importa o que estiver acontecendo, você sempre precisa priorizar a relação.

Já cortaram mais relações comigo do que cortei com os outros. Em todos os casos, quando era um término romântico, pude contar com apoio e compaixão. A única vez que um amigo parou de falar comigo foi mais difícil de entender e aceitar, e quase ninguém me deu apoio. Amigos nos abandonam o tempo todo, distanciando-se até entendermos a deixa. Mas recebi uma carta de um amigo muito querido encerrando nossa relação. Segundo ele, eu era um veneno na sua vida; ele não estava recebendo o que realmente queria. Seu afastamento foi um ato de autoproteção.

Acho que, quando se trata de parceiros românticos, deveria haver uma regra de "apenas três chances". Com frequência, acabamos nos envolvendo em relações que não são construtivas para um ou ambos os parceiros. Quando você gostar da pessoa, dê três oportunidades para a dinâmica ficar boa – com terapia, se os dois realmente quiserem que dê certo –, e se nada acontecer aceite a situação e se desapegue. A vida é curta demais para se prender a relacionamentos que nunca serão saudáveis. Como eu valorizo amizades tanto quanto relações românticas, acho que a mesma regra vale nesse caso.

Precisei cortar relações com uma amiga de longa data da época da faculdade quando fiquei sabendo que ela falava de mim pelas costas e tinha começado a sair com um ex-namorado meu. Eu sabia que, mesmo se a perdoasse, nunca mais poderia confiar nela. Fiz isso por meio de uma carta, o que não aconselho. (Naquela época, não existiam e-mails nem mensagens de texto.) Não dei a ela uma chance de se defender. Não que isso fosse mudar minha decisão, porém teria sido mais justo. Eu diria para os meus entes queridos que, se precisarem cortar alguém da sua vida, pensem no que vão dizer. Ensaiem. Então conversem com a pessoa por telefone ou cara a cara. Fingir que elas não existem mais seria fugir da responsabilidade. Mandar uma mensagem pondo um ponto-final é falta de educação. Ser sincero, claro e tranquilo é sempre o melhor caminho.

Sou amigo de quase todas as minhas ex. Falo com todos os meus parentes. Há momentos em que pessoas passando por fases complicadas precisam criar barreiras para conseguir voltar ao caminho certo, mas, tirando um afastamento temporário, sempre volto para as pessoas ou deixo claro que estou aqui quando elas quiserem voltar. Mesmo com alguns dos meus supostos piores inimigos, me mostro disponível e tenho esperança.

Tive que cortar um amigo muito próximo da minha vida. Nós nos conhecemos quando éramos pequenos, e fomos mudando conforme crescíamos. Só porque você termina uma relação não significa que precisa odiar a pessoa ou desejar o mal dela. Deixe que ela vá embora em paz e com amor.

Quando nosso filho se divorciou, sua ex não queria perder contato comigo nem com minha esposa. Levando em consideração os fatos que levaram os dois a terminar, achamos que um limite havia sido ultrapassado e, por mais que tivéssemos uma boa relação com ela, isso não poderia ser ignorado; a afronta à nossa família e aos nossos valores tinha sido grande demais.

Sim, e quase acrescentaria "é claro". Quando acontece, em vez do afastamento normal que caracteriza o fim de amizades, é porque havia algo prejudicial e perigoso na relação. No fim das contas, se alguém quer abalar as estruturas que nos fazem seguir com nosso dia, é preciso decidir se a intenção dessa pessoa é terapêutica ou antagônica. E intervenções terapêuticas só deveriam ser feitas por terapeutas!

A pessoa de quem mais tive dificuldade de me despedir foi meu marido, e não por falta de amor – eu o amava. Foi difícil porque, para mim, eu só conseguiria ter a vida com que sonhava sem ele. Tive que tomar outras decisões difíceis em relação a amigos que não se encaixavam mais no meu mundo. Minha filha passou por desafios parecidos, e conversamos sobre as encruzilhadas com que nos deparamos quando sentimos que chegou a hora de se despedir. Não precisamos criar uma situação cheia de raiva e rancor, mas apenas ter clareza das nossas convicções, dos nossos valores e da nossa autoestima. Quando você deixa de se sentir bem, saudável, acolhido ou confiante em um relacionamento, e já fez tudo que podia, tudo bem ir embora.

Costumo dizer o seguinte: "Esteja disposto a frustrar as expectativas que os outros têm de você para ser verdadeiro consigo mesmo."

Uma amiga próxima me traiu nos negócios, deixando que outras pessoas me acusassem de algo que eu jamais faria. Fiquei muito magoada, mas, por causa da nossa relação de longa data, justifiquei seu comportamento para mim mesma e para outras pessoas. Meu marido me ajudou a finalmente me defender e entender que essa amizade tinha um padrão nocivo. Resolvi cortar relações. Depois que fiz isso, passei a respirar melhor, meu corpo ficou mais relaxado e ganhei mais confiança para usar a minha voz. Conto essa história com frequência para as minhas filhas, porque quero que elas saibam que é sempre importante viver com integridade e saber se defender.

Tive uma amizade que precisou ser cortada. Isso aconteceu quando eu era mais nova, antes de ter filhos, e essa amiga e seu namorado da época vinham bastante à minha casa. Foi doloroso perdê-los, mas entendi que a relação não era equilibrada nem saudável. Eu gostaria de transmitir à minha família a ideia de que todos os relacionamentos se transformam e mudam com o tempo, e que, quando somos capazes de nos transformar e mudar junto com alguém, a relação consegue ir mais longe e mais fundo. Mas ela também pode se tornar nociva ou tóxica, e tudo bem deixá-la para trás.

Com certeza tive que me afastar de certas pessoas na minha vida, e, infelizmente, algumas fazem parte da minha família. Aprendi que alguns relacionamentos são inviáveis, e não há nada de errado com isso. Acredito que isso não faz de você ou do outro uma pessoa ruim. É apenas algo que acontece.

A lição é não desistir fácil demais – esforçar-se ao máximo para fazer a relação dar certo –, porém, se chegar a hora de seguir em frente, não se martirize. Continue desejando coisas boas para seus entes queridos distantes e não fale mal deles.

Espero que, ao cometermos erros, sejamos capazes de nos responsabilizar por eles, pedir desculpas e nos redimir. Ao fazer isso, podemos atrair o mesmo tipo de pessoa para nos relacionarmos. Só que, às vezes, encontraremos pessoas que não são boas, que nos usam ou nos traem. Quando gente assim aparecer, deixe-a para trás.

Não guarde rancor. Siga em frente e compreenda por que é importante não ter mais essa pessoa na sua vida.

Você já cortou relações com alguém? Essa decisão lhe ensinou alguma lição que possa ajudar seus entes queridos com os relacionamentos deles?

A tia do meu amigo Rich era a única pessoa do seu núcleo familiar que tinha sobrevivido à Segunda Guerra Mundial, junto com o pai dele. Essa tia, com sua beleza e perspicácia, tinha salvado a si mesma e ao irmão, mas sempre jogava isso na cara dele. Ela fazia de tudo para controlá-lo, dizendo que ele não era inteligente o bastante para ser bem-sucedido, e infelizmente ele passou a acreditar nisso. Ela também era cruel e mesquinha com a mãe de Rich.

Para Rich, o ponto de virada aconteceu no dia em que seu pai ligou para ela, todo orgulhoso, querendo contar as conquistas acadêmicas de Isaac, seu filho mais velho. Isaac tinha 13 anos e era brilhante. A resposta dessa minha tia foi dizer que era uma pena que Rich jamais daria em nada. Rich lembra que a mãe estava ouvindo a ligação e de repente começou a berrar com a tia, mas ele tinha 6 anos e pensou que a tia poderia ter razão. Talvez seu irmão fosse a pessoa inteligente da família e Rich estivesse destinado a se tornar um fracassado, como aquela tia falava de seu pai.

Apesar de sua mãe ter lhe dito que ele poderia conquistar qualquer coisa na vida, aquele garotinho inseguro de 6 anos, que já era envergonhado por precisar usar óculos bifocais, teve suas dúvidas. Mas, de algum jeito, ele decidiu que nunca mais falaria com a tia e que faria de tudo para provar que ela estava errada. "Um dos meus maiores prazeres na vida foi minha tia ter vivido para testemunhar meu sucesso", contou ele para mim quase 60 anos depois. "Talvez a lição mais importante que eu possa ensinar aos meus filhos é não deixar ninguém te colocar para baixo na vida. Muitas pessoas por aí vão te incentivar, então não existe necessidade de manter contato com alguém que suga sua vida, que só fala mal dos outros para se sentir bem consigo mesmo. Ninguém precisa dessa energia negativa."

Cada um de nós tem um limite que, uma vez cruzado por outra pessoa, abre feridas que doem para sempre. Abuso físico; uma quebra de confiança ao contarem um segredo vergonhoso e doloroso seu para os outros; uma mentira deslavada contada para você ou sobre você; fazer sempre de tudo pelo outro, mas nunca receber nada em troca; ser ignorado; ser vítima de fofocas – não importa qual for o seu limite, em algum momento ele será atravessado, e você precisará tomar uma decisão. Seus entes queridos podem aprender muito com esses momentos que você viveu. Conte a eles sobre situações em que precisou cortar relações com alguém para se defender. Porque, por mais que todos nós desejemos ser respeitados pelos outros, o respeito próprio é o mais importante.

9
Como você deseja ser lembrado?

"Pense em uma boa memória", sussurra ela na minha mente. "Lembre-se de um momento em que o amou." E, de repente, eu lembro.

– Cynthia Hand

Quando conheço idosos, faço um tipo de joguinho na minha cabeça. Aprendi essa técnica muitos anos atrás, com o capelão de um hospital. Ele me disse que, ao visitar idosos no hospital ou em clínicas de repouso, muitas pessoas acabam cometendo o erro de tratá-los como crianças. Elas falam alto e devagar, evitam assuntos complexos e emoções fortes, e tentam ir embora logo. "O que eu faço para me policiar", explicou ele, "é, assim que entro na sala, olhar bem para o rosto da pessoa e tentar imaginar como ela era 30 ou 40 anos mais nova. Então falo com ela como se tivesse essa idade. É importante lembrar que todo mundo já foi mais jovem – mais vibrante, feliz, apaixonado, divertido e cheio de sonhos. A pessoa pode ter envelhecido, mas boa parte dessa juventude resiste no seu interior. Respeite e se identifique com ela o máximo possível."

Faz mais de 30 anos que sigo esse conselho, e não apenas em hospitais e clínicas de repouso. Faço esse joguinho quando estou na fila do mercado e vejo uma senhora em sua cadeira de rodas motorizada. Ela está demorando muito para passar as compras, querendo usar seus cupons de desconto, fazendo um monte de perguntas e testando minha paciência. Então eu a imagino no dia do seu casamento, vestida com renda branca. Ela tem 20 e poucos anos, é linda, tem olhos castanhos e exibe um sorriso tímido. O noivo acabou de voltar da guerra. Ela usa um batom vermelho forte, suas sobrancelhas são grossas, escuras e perfeitamente desenhadas, e seu cabelo cacheado pretíssimo está coberto por um véu. Acima do decote em V, um colar simples de pérolas adorna seu pescoço. Eu a observo servindo o primeiro pedaço do bolo ao marido enquanto um flash estoura, e então os dois dançam. Ela gira, feliz, rindo, ficando tonta. Os dois têm sede de viver e de amar.

– Próximo – anuncia o caixa, me arrancando da fantasia enquanto a senhora segue na direção da porta automática.

Meu pai passou dez anos sofrendo com Alzheimer. No começo, a doença o envelheceu; com o tempo, o transformou em outra pessoa. De certa forma, ele morreu duas vezes. Primeiro, quando a doença mudou seu cérebro e o transformou em alguém que não era mais meu pai, que já não me reconhecia como filho. Anos depois, ele morreu de novo quando seu coração parou de bater, falecendo silenciosamente no meio da noite, como uma brisa. Eu estava a mais de 3 mil quilômetros dali.

Sempre que eu visitava meu pai na clínica de repouso, me inclinava para ficar na altura da cadeira de rodas, aproximava meu rosto do dele e pedia para alguém tirar uma foto de nós. Tenho dezenas dessas fotos no meu telefone. Quis tirá-las para o caso de aquela acabar sendo a última foto da última vez que vi meu pai vivo. Na época, parecia o certo a fazer, e não consigo apagá-las, mas agora odeio essas fotos em que estou sorrindo para disfarçar meu coração partido, enquanto ele encara o nada com a boca aberta. Não é assim que quero me lembrar do meu pai. É assim que quero me esquecer dele. Hoje, mais de quatro anos após sua morte, prefiro olhar outras fotos. Por exemplo, uma que minha irmã me mandou no ano passado, tirada por volta de 1980. Meu pai está de patins ao lado de seu melhor amigo, Joey, deslizando pelo ringue com um sorriso largo, despreocupado e relaxado. Ele estava se divertindo. Minha mãe devia estar papeando com a esposa de Joey, Nancy, quando viu a cena e bateu a foto. Há outra dele sentado diante de um sorvete, com três jarros extras de uma deliciosa calda quente de chocolate. Ele está usando sua camisa de flanela vermelha larga, com um lenço levemente sujo no bolso, a colher a caminho da boca e uma gota da calda escorrendo pelo queixo logo abaixo do seu sorriso lindo e dos seus olhos azuis brilhantes.

– Cadê você, pai? – pergunto em voz alta no meu escritório silencioso enquanto olho para essas imagens de épocas mais felizes. – Cadê você?

Sei a resposta: ele está na minha cabeça, graças ao dom mais extraordinário com que os seres humanos foram agraciados – a memória. Ao contrário de qualquer outra criatura no planeta, nós temos a capacidade de invocar o passado no presente e levá-lo conosco para o futuro. Podemos imaginar as pessoas que amamos como elas eram antes da demência, do tumor, dos médicos, das agulhas e dos tubos; antes do funeral e do enterro; antes do peso avassalador do começo do luto e do fluxo misericordiosamente mais calmo da perda ao longo da vida. Ao nos levar a revisitar o passado, como o declínio de alguém que amamos, a memória pode nos infligir dor. Mas ela também nos permite transcender essa dor para nos lembrarmos de nossos entes queridos em seus melhores momentos, quando estavam mais satisfeitos, mais realizados, mais felizes. Que memórias você deseja que seus entes queridos carreguem? Que imagens dançarão no coração deles como uma noiva girando em meio ao ar perfumado, feliz e cheia de vida?

Estou fazendo uma trilha em meio a sequoias-gigantes, usando calça jeans e um suéter. Tenho 50 anos e estou com meu cachorro. Meus pais, avós, tios e tias estão esperando por mim no fim da trilha. Eles não veem a hora de me abraçar.

Só espero que vocês me vejam feliz e sorrindo. Talvez eu esteja na praia, em um dia quente, usando um vestido branco esvoaçante. Elvis me faz companhia.

Recentemente, fui conhecer o cachorrinho novo da nossa neta mais nova. Rolei no chão com ele. Ele me lambeu todo, em meio a gargalhadas. Meus netos me viram muitas vezes à mesa, no shabat. Eles me viram dar palestras, pregar e ensinar. Eles testemunharam o amor e os atos de amor que me unem à sua avó.

Meus netos mais velhos estudam comigo. Que eles se lembrem de mim aparecendo todo amarrotado, desarrumado, no Zoom. Muitas das crianças surfaram comigo – e eu usei um macacão de neoprene preto. Que se lembrem disso também. Eu troquei suas fraldas. Eles testemunharam minha doença e meu envelhecimento. Quero ser lembrado com todas as minhas complexidades – porque esse é quem eu sou.

Minha esposa, meus filhos e meus melhores amigos vão, imagino eu, pensar em mim de acordo com o relacionamento que tivemos. Não há nada que eu "queira" que eles lembrem. Espero que lembrem o que era importante para cada um. Seria ainda melhor se conversassem uns com os outros sobre essas memórias.

Eu queria que Amy me imaginasse no Jazz Fest de Nova Orleans, usando uma camisa de manga curta e óculos escuros, dando uma mordida em um sanduíche de ostra empanada enquanto escutava música boa. Eu provavelmente tinha uns 40 anos naquela época.

Quero que meus entes queridos se lembrem de mim como uma pessoa boa e gentil que, às vezes, chamavam de *mensch*. Quero que pensem em mim em casa, de férias com a minha família e meus amigos, aproveitando a companhia uns dos outros. E também fazendo coisas com a minha esposa, como assistir à televisão juntos, viajar juntos, curtindo a companhia do outro. Prefiro que se lembrem de mim em roupas casuais, não formais, junto de minha esposa e das minhas filhas, nos divertindo.

Essa é fácil! Pode ser hoje! Quero que imaginem... eu e Bob, ele sorrindo para mim. Estamos com um grupo de amigos, eu toda produzida, talvez até usando um chapéu (!), com certeza exibindo várias das joias fabulosas que Bob me deu ao longo dos anos. É primavera, o jardim está florido, todos nós estamos sob as oliveiras, e nossos três golden retrievers estão com a gente! Que paraíso!

Eu gostaria que se lembrassem de mim lendo e aprendendo. Gostaria que lembrassem que eu sempre quis descobrir coisas novas e compartilhar meu conhecimento do mundo.

Provavelmente estaria de calça jeans ou de moletom, e uma camisa branca. Eu já teria bem mais de 100 anos nesse momento.

E espero que, a cada data que eles comemorem, lembrem-se de que sempre achei importante reunir parentes e amigos para festas e momentos especiais.

Bom, sou um dos poucos a responder a essas perguntas depois de já ter estado no além quando meu coração parou de bater por vários minutos, e posso afirmar que não é tão ruim assim! Não teve nenhuma luz branca, e ninguém apareceu para acompanhar minha alma até o mundo dos mortos. Portanto, não penso nisso. Quando converso com pacientes, digo que é bem mais fácil entrar no trem do que ficar na estação. Ir embora não deve ser doloroso, se sua alma cumpriu tudo que pretendia na Terra.

Acho que eu gostaria que se lembrassem de mim com minha avó, minha mãe e minha melhor amiga, assistindo a um musical no teatro. Ou talvez na cozinha, preparando algo no forno, não por trabalho, apenas por prazer. De toda forma, estou escutando ou assistindo a um musical, e feliz.

Por 17 dias no verão de 2012, nas Olimpíadas de Londres, fomos uma família de verdade. Quero que meus parentes se lembrem da alegria dessa viagem, quando todos nos demos bem e seguimos na mesma direção. Todo mundo tentou agradar um ao outro. Essa foi nossa primeira grande viagem em família. Todos os dias eram planejados, mas só até certo ponto. Tentávamos atender os pedidos de todos, e todo mundo ficava empolgado. Minha filha adorou ver as competições de ginástica artística, minha esposa, as de atletismo, e meu filho, as de natação. Eu adorei vê-los se divertindo na minha sexta Olimpíada, a primeira deles.

Quero que eles se lembrem de como fomos felizes juntos. Sem brigas ou manipulações, apenas a nossa família. Quero que nos vejam como uma família. Nada é melhor do que isso, e o restante não importa.

Ah, estou livre da carne, não tenho idade e sou eterno, estou com todos e com ninguém, faço parte da rede de Deus, vivo de formas que consigo sentir, mas que nunca experimentei. Quero que meus entes queridos sintam essa energia amorosa viva dentro deles, sempre. Quero que me vejam dançando no sol, brilhando nas folhas dos carvalhos gigantes, diante de gloriosas montanhas com picos nevados e cascatas borrifando água nos vales. Sou parte da energia da natureza que vive, respira, dança e inspira fascínio. Faço parte da energia dos meus cachorros correndo atrás de frisbees e bolas. Sou livre e parte de toda força vital, onipresente em cada respiração, em cada encontro lindo, em cada lambida de um cachorro, em cada sorriso e em cada expressão de arte – quero que comigo as pessoas se sintam em casa e como parte da infinita grandiosidade. Eu não me vejo em minha forma carnal, com outras pessoas que se foram. Sou evocado com todo o amor que senti, no grande mar em que todos nadamos como um só. Espero que meus entes queridos se lembrem de mim na natureza, livre, sem limites, sempre presente no meu amor eterno.

Quero que se lembrem de mim usando moletom e fazendo uma refeição maravilhosa com meu falecido marido.

Quero que só se lembrem do que os torna felizes, dos pequenos ou grandes momentos que compartilhamos e lhes trouxeram alegria. Não preciso que se recordem da minha grandeza nem das minhas conquistas; quero apenas que sintam as emoções que compartilhamos. Não tenho medo de que as pessoas esqueçam o que fiz, mas quero garantir que elas consigam se sentir como nós nos sentíamos. Não vai sobrar ninguém que se lembra de mim bebê, pouquíssimos que tenham memórias nítidas da minha infância, então espero que pensem em mim como me conheceram nesta vida e no meu tempo no planeta. E talvez eu esteja com a barba por fazer, casual, mas com um largo sorriso que ilumine seus dias.

Acho que teria que ser eu com 50 e poucos anos, escalando as trilhas pedregosas e traiçoeiras de Kauai, com meu marido e minha filha, os tênis enlameados, cheia de arranhões e hematomas dos tropeços, água salgada no cabelo e um sorriso imenso no rosto enquanto eu pensava que iria desmaiar de cansaço.

Apenas se lembrem de mim nos meus melhores momentos. Rindo, sorrindo, escutando as músicas que amo. Me dedicando ao meu trabalho, amando e sendo amado e servindo aos outros.

Quando eu partir, espero que meus entes queridos mantenham minha memória viva contando histórias engraçadas sobre mim e se lembrando de quanto eu amava cada um deles. Espero que, quando estiverem ao ar livre e virem uma flor ou um pássaro lindo, ou até um lagarto, lembrem-se de que eu costumava falar com essas flores, pássaros e lagartos. Talvez eles também façam isso. Espero que, se quiserem, deixem uma ou outra foto de mim pela casa e conversem comigo. Prometo que, se prestarem bastante atenção, vão me escutar.

Gostaria que me vissem voltando para casa depois de uma caminhada com minha roupa de ginástica, as bochechas vermelhas do ar fresco, um brilho no olhar e um sorriso no rosto. Tenho a idade em que mais me amaram. Estou com meu marido e os nossos três filhos, e seria bom se os parceiros deles e alguns netos nos fizessem companhia. Apenas sentados no quintal, pegando sol. Rindo e nos amando.

Eu queria que meus entes queridos se lembrassem do meu sorriso, do meu coração e do meu amor por eles e pela humanidade. Estarei segurando uma placa que diz: "Tudo é possível com Deus." Todos os meus parentes falecidos, meu pai, minha mãe, meus tios, meus primos e meu irmão, assim como amigos e professores, estarão comigo. Estarei no ar que respiram e tão perto quanto for possível.

Ninguém vai conseguir determinar minha idade, porque estarei coberto dos pés à cabeça com um casaco preto, parado sobre uma camada de gelo, ao pôr do sol, esperando para ver o voo de uma coruja.

Quando seus entes queridos quiserem pensar em você após a sua morte, o que deseja que vejam? Onde você está? Com que idade? Quem está ao seu lado? O que você está vestindo? O que está fazendo?

Aos seres humanos foi dada uma bênção: não apenas temos a capacidade de lembrar, como também somos capazes de conscientemente criar lembranças para os outros guardarem. Com frequência, em meio a um momento maravilhoso, digo aos meus filhos: "Lembrem-se de mim assim. Contem sobre isso para os seus filhos." Às vezes, eles reviram os olhos e me mandam parar de ser tão "brega". Mas, em geral, eles me escutam e em silêncio eternizam mentalmente o momento, para resgatá-lo dali a décadas. Eles sabem que o conselho de capturar um momento não vem apenas de mim como pai, mas de alguém que já ouviu milhares de famílias compartilharem suas memórias no dia seguinte à morte de um ente querido. De alguém que sabe o que resiste na mente e no coração muito tempo depois de partirmos, e que nunca teremos certeza do dia em que isso vai acontecer.

Enquanto você estiver vivo, pode decidir que memórias e momentos deseja que seus entes queridos guardem; a qual beleza eles podem se apegar quando a tristeza da perda se infiltrar em seus corações. Ajude-os a enxergar você da maneira como deseja ser visto, a se lembrarem de você da maneira como deseja ser lembrado, a sentir seu amor por eles quando restarem apenas memórias e amor.

10

O que seria um bom conselho?

Bons conselhos são mais raros do que rubis.

– Salman Rushdie

O escritor e artista libanês-americano Kahlil Gibran tinha razão ao dizer: "Em uma gota de água se encontram todos os segredos de todos os mares; em um aspecto de uma pessoa se encontram todos os aspectos da existência." Apesar de eu considerar que isto é um dom, minha esposa e meus filhos costumam zombar da minha propensão a resumir um problema ou uma solução complexa com um único ditado. Não consigo evitar. Fui criado em um lar onde expressões iídiches eram a principal forma de ensinar lições de vida. Mais tarde, estudei textos antigos que frequentemente sintetizam um extenso raciocínio lapidado ao longo de séculos em um único ensinamento de poucas palavras. Com os anos, também aprendi que as coisas mais importantes que dizemos precisam de pouquíssimas palavras. "Sim. Não. Aceito. É uma menina! Ele se foi. Culpado. Eu te amo. Desculpe. Está tudo bem. Estou aqui." Podemos dizer muito com apenas uma ou duas ou três palavras. Aforismos, expressões, provérbios e slogans são um tipo de sabedoria cristalizada capaz de guiar as pessoas que amamos na vida e muito depois, com apenas algumas palavras simples e de importância vital.

Algumas expressões são sábias, outras engraçadas, e muitas são as duas coisas. Eu e meu irmão pretendíamos escrever e fazer o discurso fúnebre do meu pai usando apenas suas expressões favoritas, que ele repetia o tempo todo, sempre que queria nos ensinar sobre finanças, sagacidade, respeito e ter uma perspectiva saudável sobre nossos próprios problemas. Aqui vão algumas:

> *Para ter uma perspectiva saudável sobre nossos problemas*: "Seja o que for, é melhor do que um furúnculo na bunda."
>
> *Sobre a dor da pobreza*: "Quando uma noiva pobre levanta para dançar, a banda sai para mijar."
>
> *Sobre economizar dinheiro*: "Um pouquinho já é muito."
>
> *Sobre determinar prioridades*: "Não dá para sentar em duas cadeiras com uma bunda só."
>
> *Sobre como a vida pode ser injusta*: "'Colhões', disse a rainha. 'Se eu os tivesse, seria rei.'"
>
> *Sobre respeito*: "O chefe nem sempre está certo, mas continua sendo o chefe."
>
> *Sobre perseverança*: "Se você fizer força, sai." (O duplo sentido é intencional.)
>
> *Sobre médicos e mecânicos*: "Quem procura, acha."
>
> *Sobre falta de sorte*: "Fazer o quê?"
>
> *Sobre não se deixar levar pelas aparências*: "Você pode colocar brincos em um porco, mas ele continuará sendo um porco."

Para o meu pai, essas expressões tinham um valor praticamente bíblico. Elas eram seu evangelho, seus ensinamentos, seus avisos, suas orientações, o legado que queria transmitir aos filhos para que nunca nos perdêssemos depois da sua partida. Para que continuássemos ouvindo sua voz, sentindo sua presença, nos protegendo e nos guiando pelas encruzilhadas da vida. E ele tinha razão. Meu pai morreu anos atrás, e, mesmo assim, quando preciso tomar uma decisão ou alguém me pede um conselho, costumo pensar nas suas expressões simples, às vezes engraçadas, às vezes grosseiras, mas sempre impecáveis. É uma das formas mais significativas de mantê-lo vivo.

Que baú do tesouro de ditados as pessoas me deram quando pedi! Que alegria reuni-los aqui para compartilhá-los com você. Este capítulo será divertido de ler, além de útil. Aproveite!

Esta frase do imperador Augusto é usada pelo meu irmão, e eu a repito para mim mesmo e frequentemente para amigos que buscam conselhos: "Tenha pressa, mas vá devagar."

Também uso bastante a frase "Ninguém sabe o fim da história". Penso na mãe de um amigo, que ficou viúva aos 50 anos e casou novamente aos 90. Não temos como prever o futuro.

Às vezes, menos é mais.
Só porque você acha que encontrou a resposta, não pare de pensar no problema.
Se você salvar uma vida, pode salvar o mundo.
Acima de tudo, não machuque ninguém.
Pense antes de falar.

Personagens coadjuvantes são os protagonistas da própria vida.

Não são os erros que nos definem, mas como nos portamos depois deles.

Ame seu planeta. É o único que você tem.

"Você é minha carinha de chu-chi." (Esse é um verso da música "Chitty Chitty Bang Bang" que descreve como me sinto em relação aos meus filhos quando quero apertá-los.)

O judaísmo é um jardim que cresce há 4 mil anos. Você vai deixá-lo morrer na sua vez de cuidar dele?

Meu Deus, salvai-me das amarras do ego.

Você prefere estar certo ou ser feliz?

Quando você rezar, esteja preparado para ser divinamente incomodado.

Minha doença quer me matar, mas me contento em me sentir mal!

"Sua tarefa não é buscar amor, mas apenas buscar e encontrar todas as barreiras interiores que você construiu contra ele." – Rumi

"Crie problemas bons." – John Lewis

"Não vá à loja de ferragens para comprar leite." – Autor desconhecido

"Todo mundo que conhecemos está travando uma batalha que não conseguimos enxergar. Seja gentil. Sempre." – ROBIN WILLIAMS

"Escolha suas batalhas. Você não precisa participar de toda briga para a qual é convidado." – MANDY HALE

"Qual é o seu plano para a única vida louca e preciosa que você tem?" – MARY OLIVER

Busque a magia do dia a dia.
Sucesso é ter se levantado mais vezes do que caiu.
Que todos os seres sejam felizes e livres do medo e do mal.

Esses dias, escutei um senhor usar a expressão *allen jüdische kinder gesagt*, que significa "todas as crianças judias falam". A intenção dessa frase é colocar seu problema em uma perspectiva correta, como "Qualquer um que possa dizer algo assim tem sorte", ou "Todo mundo devia ter um problema como esse". Perguntei a ele: "Onde o senhor escutou isso? Minha avó dizia essa frase o tempo todo quando reclamávamos das nossas perdas ou dos nossos problemas mais banais." Ele respondeu que, na adolescência, tinha trabalhado nos hotéis judeus *kosher* nas montanhas Catskills e havia aprendido todas as expressões antigas. Isso me fez sorrir. Nós temos tanto que muitos dos nossos pequenos fracassos e fraquezas seriam considerados riquezas para nossos irmãos, e devemos ficar gratos por isso, mesmo pelas perdas. Outra antiga expressão vienense judaica que minha avó dizia quando quebrávamos algo ou fazíamos uma besteira era:

"*Malheur* ["catástrofe", em francês], já perdi bem mais que isso." E finalmente, quando minha mãe falava do meu pai, ela dizia que ele teve um *bittere gevureh*, uma força criada por um sofrimento atroz na vida.

A dor é essencial, o sofrimento é opcional.
Peça todos os dias perdão pelos seus pecados e aceite seus fracassos futuros.
O que vou aprender hoje?
Faça a coisa certa, não importa como você se sentir.

Seja destemido.
Seja humilde.
Aprenda a escutar (e a ouvir).
Lidere com amor.
Leve o trabalho da vida a sério, mas não leve a vida tão a sério.

Você é seu desejo mais profundo
O que for seu desejo, será sua intenção
O que for sua intenção, será sua escolha
O que for sua escolha, serão seus atos
O que forem seus atos, será seu destino.

Das Upanishads. Cada verso me ofereceu clareza e um caminho para viver de forma intencional.

Seja você mesmo.
Seja autêntico.
Seja bondoso.
Tente ser a pessoa que os outros gostam de ter por perto.
Continue aprendendo e evoluindo.

Se for importante, vão ligar de volta.
Seja confiante; isso facilita a vida das outras pessoas.
Não pule para o final.
Amor significa sempre ter que pedir desculpas.
"Nós vamos para Cincinnati." – BILL BELICHICK, TREINADOR DE FUTEBOL AMERICANO

Na Bíblia, Jônatas chorou pela partida de seu amigo mais próximo, o rei Davi, porém o rei decidiu que agir era mais importante do que chorar.
As pessoas às vezes são horríveis. Não se importe.
Eu te amo muito e confio em você. Muito.
"Tu as inculcarás [estas palavras que hoje te digo] aos teus filhos." – DEUTERONÔMIO 6:7
Você é único. Nunca se esqueça disso.

"Seja sempre humilde e bondoso." – TIM MCGRAW
"Se não souber dizer uma coisa agradável, então não diga nada." – TAMBOR, NO FILME *Bambi*

"Quando alguém lhe mostrar quem é, acredite na primeira vez." – Maya Angelou

―

Como se come um elefante? Um pedaço de cada vez.
Perguntar não ofende.
Não há arco-íris sem chuva.
Diga o óbvio.
"Se não sou para mim mesmo, para quem serei? Se sou apenas para mim mesmo, o que sou? E se não agora, quando?" – Rabino Hilel, o Ancião

―

Comece seu dia com um pensamento positivo.
Termine seu dia com uma oração agradecendo por suas bênçãos.
Torne-se tão grande quanto possível.
Seja grato por conseguir mover seu corpo.
Um sorriso é a melhor coisa que você pode colocar no rosto.

―

Faça o que precisa fazer.
Se você vai fazer, faça, e não olhe para trás.
Se morrer, morreu. (Algumas coisas estão fora do seu controle e você simplesmente terá que aceitar.)
Tem como a vida ser melhor?
Nenhuma árvore cresce até o céu.

―

Não há desconto quando se vende a alma.
Você pode tudo, mas não pode fazer tudo.
Não se apegue às pequenas coisas.
Parte de você não é você inteiro.
Se você perder, caia lutando.

"Aprendi que as pessoas se esquecerão do que você disse e do que fez, mas elas nunca se esquecerão de como você fez com que se sentissem." – Maya Angelou
"Sou apenas uma garota que não consegue dizer não, incapaz de dizer isso de jeito algum." – Ado Annie, *Oklahoma!*
"Faça novos amigos, mas mantenha os antigos. Um é prata, e o outro é ouro." – Joseph Parry

Eu sou você.
Querer é poder.
Acredite.
Você colhe o que planta.
Nós somos suficientes.

"Nunca, nunca, nunca desista." – Winston Churchill
"Levante, sacuda a poeira e recomece." – Do filme *Ritmo louco*
Isso também vai passar.
Divirta-se; é mais tarde do que você imagina!

Você escolhe seus amigos, então escolha com cuidado.

A distância mais curta entre dois pontos é uma linha reta. Ou, em outras palavras, por que complicar algo que pode ser simples?

Não dá para vencer a genética. (Sempre suspeitei disso, mas meus filhos me fizeram ter certeza.)

Se algo começa mal, geralmente termina mal. (A primeira regra da lei da falência.)

Se três pessoas sabem de um segredo, é melhor que as outras duas estejam mortas. (Peguei essa emprestada de Benjamin Franklin e aprendi que, na vida, pouquíssimas pessoas são capazes de guardar confidências.)

Quais são as cinco melhores frases que resumem a sabedoria adquirida com a sua experiência de vida?

"Sabe o que ele diria agora?" é algo que escuto muito quando estou reunido com uma família para falar sobre seu ente querido que morreu e logo será velado. O que segue costuma ser uma das expressões favoritas da mãe, do pai, do avô ou da avó, que servia como um guia para as pessoas que os amavam durante sua vida, e que continua ajudando-as a superar a tristeza e permanecerá com elas pelo resto dos seus dias. Com algumas simples palavras, você pode aconselhar seus entes queridos enquanto eles ainda estiverem vivos: palavras que carregam verdades importantes, palavras que os farão sorrir e rir, palavras que os farão pensar e os protegerão do sofrimento. Diga essas palavras para eles agora. Ofereça algo sábio e breve o suficiente para que possam carregá-las para sempre.

II
Qual vai ser seu epitáfio?

Viva de acordo com seu epitáfio.

– Zoe Weil

Quando políticos, celebridades e até pessoas comuns declaram ter certo conjunto de valores e então são vistos seguindo princípios muito diferentes, isso costuma causar um dano muito forte à imagem deles. As redes sociais e o espírito de "rá, te peguei!" da nossa cultura raramente perdoam aqueles que se revelam mentirosos. Também é muito difícil e emocionalmente doloroso viver essa vida dupla. A ansiedade e a dissonância cognitiva podem ser insuportáveis. Muita gente que foi "desmascarada" de alguma forma conta do alívio que sentiu ao finalmente parar de viver com uma máscara. É o caso do ex-presidente da Câmara dos Estados Unidos, Jim Wright, que cometeu 69 violações de ética e foi obrigado a renunciar, o que acabou com sua carreira. Após seu segredo ser revelado e ele começar a viver de acordo com os princípios em que acreditava, disse: "Estou muito melhor física, financeira e mentalmente, e em todos os outros aspectos."

A maioria de nós se sente como um impostor em certo ponto, porque a imagem que os outros têm de nós não condiz com a que temos de nós mesmos. Todo religioso que conheço está esperando o esquadrão da fraude aparecer para expor o fato de que nenhum de nós acredita que está à altura do nosso chamado. Todo pai descobre logo de cara que seu filho o enxerga como uma pessoa fantástica, mais sábia e forte do que é humanamente possível. Depois de passar mais de três décadas ouvindo as pessoas confessarem suas falhas, aprendi que todos temos um segredo que não queremos que ninguém descubra. Todos temos vergonha de algo. Isso é uma parte normal de ser humano.

Porém, quando a pessoa que você demonstra ser está em profundo e constante desacordo com a maneira como realmente vive, é bem provável que um grande sofrimento esteja reservado para o seu futuro. As pessoas mais calmas, felizes e em paz que conheço são aquelas que tentam e conseguem alinhar seu comportamento com suas crenças. A pergunta do epitáfio é tão importante porque esclarece o seu propósito: ao destilar a essência da sua vida em quatro linhas, com até 15 caracteres por linha, você se compromete com uma forma poderosa de essencialismo. Seu epitáfio deixará uma mensagem fundamental para os que ficarem. Porém, mais importante, escolher essas palavras agora e compartilhá-las com as pessoas que a lerão na pedra depois que você partir é uma oportunidade para refletir profundamente sobre seus valores mais preciosos e se você está vivendo de acordo com eles ou não. Para a maioria de nós, a resposta é "às vezes". Para outros, a resposta é um sincero e doloroso não.

Nunca é tarde demais para ser a pessoa que você almeja ser. Meu amigo e líder comunitário muçulmano definiu a situação nos seguintes termos: "Por mais importante que a oração tenha sido na minha vida, precisei me afastar dela em alguns momentos por sentir vergonha de algo que fiz e não correspondeu aos meus valores. Nesse momento, me senti pecador e indigno do amor de Deus. Mas lembretes da graça, da misericórdia e do amor infinitos de Deus me ajudaram a resgatar a oração. Quando me julgo demais, encontro conforto nas palavras de Rumi: 'Venha, venha, seja lá quem for você. Andarilho, fiel, amante das partidas. Não importa. A nossa caravana não é de desespero. Venha, mesmo que você tenha quebrado seus votos mil vezes. Venha, mais uma vez, venha, venha.'"

A rabina britânica Sylvia Rothschild conta uma história, por meio de Martin Buber, sobre o grande rabino hassídico Zusha de Hanipol:

> No seu leito de morte, ele começou a chorar copiosamente, e seus alunos e discípulos tentaram consolá-lo. Eles perguntaram:
> – Rabino, por que chora? O senhor é quase tão sábio quanto Moisés, quase tão hospitaleiro quanto Abraão, e certamente o céu o julgará de forma favorável.
> Zusha respondeu:
> – É verdade. Quando eu chegar ao céu, não vou me preocupar muito se Deus me perguntar "Zusha, por que você não foi mais parecido com Abraão?", ou "Zusha, por que você não foi mais parecido com Moisés?". Sei que eu conseguiria responder a essas perguntas. Afinal, não recebi a honradez de Abraão nem a fé de Moisés, mas tentei ser hospitaleiro e cuidadoso. Mas não sei o que direi quando Deus me perguntar: "Zusha, por que você não foi mais parecido com Zusha?"

Todos nós somos apenas humanos. Tropeçamos e caímos, tropeçamos e caímos. Nós nos distraímos e somos seduzidos por coisas brilhantes e vazias. Perdemos o caminho. Às vezes nos arrastamos, carregando o fardo da vergonha, até encontrarmos força para nos levantarmos e seguirmos em frente de forma mais correta e amorosa. A maioria das pessoas pensa que um túmulo é algo para os outros visitarem quando não estivermos mais aqui, o que é verdadeiro. Mas a oportunidade de escolher em vida suas últimas palavras pode servir para analisar sua jornada até aqui e se perguntar: "Estou sendo quem realmente sou?"

Eu gostaria que a minha lápide fosse um eucalipto. Suas propriedades medicinais continuarão vivas muito depois de mim. Quero oferecer sombra e alívio para os outros depois que eu me for. Oferecer um lugar para meus entes queridos meditarem e respirarem. Se eles resolverem pôr uma lápide ou qualquer tipo de marcação, quero que ela diga: "Esteja com o silêncio do amor."

O amor conecta todos nós. Quando somos amados, nos tornamos nossa melhor versão. Quando deixamos de lado as falhas dos outros e nos ajudamos, crescemos e nos alimentamos. Voltar à fonte do amor de Deus pode transformar as circunstâncias mais difíceis. Você não está sozinho. O fôlego e a misericórdia de Deus estarão sempre com você.

Eshet Chayil,* mãe, esposa, irmã, tia, filha, sobrinha, prima, amiga

---

* *Eshet Chayil* significa "uma mulher de valor".

Entendo que sou quem eu sou em relação às pessoas ao meu redor. Além de mãe e esposa, sou definida pela minha dedicação aos membros da minha família. Em feriados, comemorações e dias marcantes, sou o centro da família. Sou uma filha atenciosa, uma tia dedicada, uma irmã amorosa, uma sobrinha comunicativa, uma prima que oferece apoio, uma amiga legal e divertida. Mas, acima de tudo, sinto que sou uma mulher de valor. Tento seguir uma vida moral e ser um bom exemplo para meus filhos e meu marido.

Sorria
Encontre sua felicidade
Agradeça
Ou: por que não cabe nem um tuíte inteiro neste negócio?!

Uma vida plena
Bem vivida
Coração e mente abertos
Vamos para a próxima!

Ele era um *mensch*.

Ele amou e serviu seu povo.

🌿

Arrancou gargalhadas.

🌿

Não quero um túmulo.

🌿

Marido. Pai. Avô.
Como são grandiosas as obras de Deus.

🌿

Mãe e esposa dedicada, que sempre tentou
fazer o melhor.

É difícil ser mãe, especialmente sozinha. Só posso me esforçar para fazer o melhor possível, e espero que, um dia, eles entendam.

🌿

Hineni. Aqui estou

🌿

Richard amou profundamente sua família
e ajudou todos ao seu redor a serem pessoas melhores

A primeira parte do meu epitáfio reflete o óbvio: amo profundamente a minha família. Quero que as futuras gerações saibam disso. A segunda tem o objetivo de refletir meu propósito de vida: ajudar a tornar as pessoas melhores, porque é o que acredito que todos devemos querer. Ainda tenho muito a fazer para merecer o meu epitáfio, mas vou me esforçar até o último dia.

Mãe e amiga amorosa

Porque nada mais importa.

As coisas podem não
Ser o que
Parecem, mas
Não desista.

Marido e pai amoroso.
Grande curador e *mensch*.
Aproveitou a vida.

Não vou escrever por eles. Já tive que passar muito tempo escrevendo três epitáfios, então não vou facilitar as coisas! Mas eles precisarão encontrar algum verso bíblico capaz de dizer que aliviei o sofrimento das pessoas que vieram antes de mim, tanto quanto foi possível.

Era carinhoso e amoroso.
Cuidava das pessoas.
Transmitia sabedoria.
Falava a verdade.

Perguntas que fiz:
Quem sou eu?
O que quero?
Como posso servir?

Esposa e mãe
Filha e amiga
Confeiteira e risonha!
Ajudei a construir comunidades

Escrevi isto no túmulo do meu marido: "Mais tarde é agora."
Sempre que eu fazia uma pergunta a que ele não queria responder, ele dizia: "Agora não, mais tarde!" O meu epitáfio vai ser: "No fim, juntos de novo."

O que o seu epitáfio dirá? Uma lápide costuma ter espaço para 15 caracteres por linha, e quatro linhas no total. O que você gostaria que a sua dissesse, e por quê?

Essa é uma das perguntas que fazem com que seu testamento ético não seja apenas algo valioso para seus entes queridos após a sua morte, mas também uma oportunidade de se questionar se você está vivendo de acordo com os seus próprios ideais. Diga aos seus entes queridos o que você deseja que seu epitáfio revele sobre sua vida. Então pergunte a si mesmo se está seguindo essas palavras ou apenas fingindo seguir. Se não gostar da resposta, nunca é tarde para mudar.

12

Qual será sua última bênção?

Um fim era um fim. Não importa quantas páginas de frases e parágrafos de ótimas histórias levaram a ela, a última palavra está sempre lá.

– Sarah Dessen

A carta do cemitério Hillside chegou em junho, o tipo de carta que sempre chama minha atenção: "Compre agora, aumento de preço em 1º de julho." Estive naquele cemitério centenas de vezes, mas agora era diferente. Agora era por minha causa. Por causa de Betsy. Estou comprando nossa última morada.
Visitei vários lotes. Qual seria? Perto da fonte, do banco, do caminho ou da árvore?
– Este – digo para a vendedora, escolhendo um lote duplo entre a fonte e o banco.
Seção 5, fileira 11, lote 8 – minhas coordenadas eternas. Fico parado no pequeno retângulo por um bom tempo. Sinto a brisa. É estranho ficar de pé sobre o próprio túmulo.
Imagino o agente funerário dizendo para Betsy, Aaron e Hannah, antes da cerimônia, "Levem o tempo que precisar", enquanto abre o caixão de pinheiro simples. Eles se inclinam para observar meu corpo – que parece feito de cera, sem vida. Tudo acontece

em câmera lenta, sob uma névoa cinza surreal. Eles veem a morte de perto, como nunca tinham visto. Sentem como nunca que um dia também vão morrer.

Após o velório, vejo Betsy desolada, Aaron com sua futura esposa, Hannah com seu futuro marido, seus filhos, meus netos, sentados sob um grande toldo, em cadeiras dobráveis brancas. Sinto vontade de me manifestar antes de um outro rabino ajudá-los a cortar a fita preta, murmurar as palavras e jogar pás de terra sobre meu caixão. Falar algo não sobre mim, mas sobre as pessoas que tanto amo. O que, me pergunto, eu deveria dizer nos momentos finais, antes de darem as costas para o meu túmulo e voltarem lentamente para o mundo? Acima de tudo, quero dizer "Eu te amo" mil vezes, e então mil vezes mais. Quero contratar aviões para escrever no céu um sem-número de "Eu te amo" até preenchê-lo todinho. No fim, nada importa além do amor.

Eu pediria a Aaron e Hannah para cuidarem de Betsy e também um do outro. Quero lembrá-los de que, ao contrário do meu corpo, meu amor por eles não morrerá nunca. Quero abraçá-los e prometer que um dia ficarão em paz com a minha morte, porque compartilhamos muitos momentos bonitos e muito amor na vida. Quero secar suas lágrimas e protegê-los da dor.

– Sejam bons. Sejam gentis – digo calmamente para eles. – Sejam felizes de novo. Perdoem o pior de mim e guardem o melhor no seu coração.

Mas não posso dizer nada para eles, porque eu parti.

Quando o funeral termina, eles entram de volta em uma limusine preta. Aaron afrouxa a gravata, Hannah e Betsy tiram os sapatos, e os três voltam para casa. Lá, encontram *bagels* e histórias, uma vela tremeluzente e a oração dos mortos. Então vão chorar, e rir, e depois chorar de novo.

Esta pergunta final é baseada no impossível. Nenhum de nós poderá falar com as pessoas que amamos reunidas em nosso funeral. Se há uma mensagem oculta neste livro, uma única lição entre as muitas perguntas e respostas, é apenas esta: não espere. Não guarde sua última bênção até não poder mais oferecê-la. Não espere para contar sua história.

Lembre que você é amor e que você veio de amor. Viva para os vivos, esteja sempre presente e fale com o coração.

Obrigado por me dar meu motivo para viver. Seja honesto. Seja fiel à nossa fé. Pense em mim quando você ler um bom livro, vir um arco-íris ou comer um pedaço suculento de carne.

Tive uma vida muito sortuda. Tive a melhor família e os melhores amigos. Eu diria para eles irem atrás de sua felicidade. Divirtam-se hoje, agora, uns com os outros, após este funeral, e vivam todos os dias como se estivessem se reunindo após eventos como este, em que vocês se abraçam, fazem refeições deliciosas, têm conversas profundas e o resto do mundo desaparece. Dancem, corram, cantem, abracem e sintam. A vida é isso.

Meus queridos,

Amo vocês, tenho orgulho de vocês e acredito em vocês. Apesar de não estar mais fisicamente ao seu lado, espero que estas orientações do espírito sejam uma luz em seu caminho. Sejam bons consigo mesmos. Sejam bons uns com os outros. Esforcem-se para nutrir relacionamentos dentro da família. Encontrem prazeres e alegrias durante seu tempo neste planeta, e busquem formas de deixar o mundo um pouquinho melhor do que quando o encontraram. Agreguem significado por meio de conexões amorosas e coisas simples, em vez de irem atrás de poder, controle, fama ou dinheiro. Vocês são o suficiente e têm o suficiente. Mostrem-se disponíveis e ajudem os outros.

Demonstrem empatia, mostrem que se importam. Encontrem pessoas com quem se identifiquem. Sejam simpáticos e inclusivos. Sejam amigos extremamente leais e confiáveis. No entanto, se um grupo ou alguém demonstrar que não quer a sua presença, que não os valoriza, ou trair sua confiança várias vezes, não tentem convencê-los do seu valor. Isso é problema deles. Eles não são vocês. Controlem sua raiva. Cuidem da sua decepção. Afastem-se. Replantem seu jardim. Passem o aspirador de pó. Cozinhem alguma coisa. Sejam gentis.

Há três coisas que precisamos encarar: a crueldade, a desonestidade e o sofrimento. Não se retraiam, não afastem o olhar. Confrontem a maldade, inclusive a fofoca, de maneira direta e clara. Vão até aqueles que estão sofrendo e façam o possível para ajudar carinhosamente. Estimulem mudanças em parentes, amigos e nos menos favorecidos na comunidade e pelo mundo.

Encontrem um trabalho de que gostem e o façam com integridade. Dancem, cantem e nadem sem se preocupar com

os outros – especialmente em outro país. Viajem para expandir seu coração e a compreensão de outras pessoas. Escutem música ao vivo. Relaxem às vezes. Bebam bons uísques e vinhos. Ao mesmo tempo, cuidado com o vício e com transtornos mentais, tão presentes na nossa família. Peçam, consigam e aceitem ajuda quando necessário. Confiem em uma boa noite de sono e na promessa de um novo dia.
Com todo o meu amor,
Mamãe

Sejam gentis uns com os outros, cuidem uns dos outros, e nunca se esqueçam de quanto a família é importante na sua vida.

Saibam que nem por um dia deixei de me sentir grato por cada um de vocês. Meu coração se alegrava sempre que eu via o rosto ou escutava a voz de vocês. Vocês tiveram muito receio de me decepcionar – mas eu sempre tive orgulho de como se portam no mundo, e o mundo fica melhor todos os dias porque vocês estão nele. Guardem o amor que eu sentia por vocês em algum lugar de onde possam tirar forças dele, e saibam que sempre estarei ao seu lado, torcendo, acreditando em vocês e nos seus sonhos.

Eu diria: obrigado por me amarem, por me aceitarem, por me abraçarem, por me apoiarem e por cuidarem de mim.

Eu os abençoaria com força para suportarem sua dor, com fascínio para enxergarem a beleza de estar vivo, com alegria para sentirem o sagrado da vida e com amor para oferecerem a todos e a si mesmos.

Ame. Ame. Ame. O amor vence. Só isso. Não importa o que mais acontecer, tente encontrar uma forma de amar o caminho que está trilhando.

Por favor, cuidem da minha esposa. Não posso estar ao lado dela agora – então imploro que lhe ofereçam conforto, respeito e a totalidade do seu amor. Por favor, sejam bênçãos uns para os outros. Cuidem-se, celebrem uns aos outros, permaneçam próximos. Ninguém nunca os amará como eu, porque ninguém nunca conhecerá vocês como eu conheci. Vocês trouxeram significado e propósito para cada um dos meus dias. Estou tão orgulhoso de todos vocês. Vocês me perdoaram tantas vezes. Peço desculpas por isso. Mas fiz meu melhor. Vocês sabem da maioria dos meus fracassos, mas não de todos. Vocês sabem da maioria das coisas de que me orgulho, mas não de tudo.

Eu não queria partir. Mas me sinto confortável deixando meu mundo em suas mãos. Quando vocês virem uma orca orgulhosa na crista de uma onda, pensem em mim. A imagem de vocês será a última que fixarei no meu cérebro e no meu coração.

Minha bênção final seria a sacerdotal – algo que sempre me trouxe uma paz enorme no fim dos cultos, no meu casamento e nos mitzvás dos meus filhos:

> *Que o Senhor te abençoe e te guarde.*
>
> *Que o Senhor faça resplandecer o seu rosto sobre ti e te conceda graça.*
>
> *Que o Senhor volte para ti o seu rosto e te dê paz.*

Tive bastante tempo para me preparar para este ato final. Agora é a sua vez! Preste atenção na sua vida enquanto a vive. Pare e avalie se você está sendo o melhor que pode ser, então se pergunte se teria orgulho de se conhecer. Amor puro – por hoje é só, pessoal!

Valorize o que você tem. Tire um tempo para olhar de verdade para as obras de arte nas suas paredes e para os livros na sua biblioteca. Não pare de aprender. Demonstre interesse pelos outros. Todo mundo tem uma história, e algumas podem mudar a sua vida. Faça novos amigos. Mantenha contato com os amigos antigos. Inicie projetos. Ajude os outros. Esteja presente. Tudo o mais é ruído.

Estou no céu agora, em paz com Deus. Tomarei conta de todos vocês. Saiam e brilhem sob a luz divina.

Hoje, estou feliz e triste. Triste porque não sei quando verei meus parentes e amigos de novo. Já sinto muita saudade de todo mundo. Feliz porque as pessoas mais próximas estão se despedindo de mim. Podemos ter riqueza, bens materiais e sucesso, mas nada é melhor do que uma família maravilhosa e bons amigos. Sem isso, tudo o mais é insignificante.

Tive uma vida plena, porque me cerquei de pessoas fantásticas. Tive sorte. Posso ter passado minha infância sem bens materiais, mas meus pais me amavam e me deram tudo que era importante de verdade: amor, uma ótima educação e o desejo de conquistar mais. Também estive cercado de bons amigos. Frequentei ótimas escolas, me casei com uma mulher incrível e tive dois filhos extraordinários. Sim, eu tive sorte.

Então, aos 58 anos, veio a primeira adversidade real: a doença de um filho. Chorei, estudei, procurei conselhos e, por fim, meu menino lindo conseguiu superar uma doença terrível. Minhas preocupações do passado, sobre onde eu iria estudar, ou onde poderia trabalhar, ou se eu conseguiria vencer um caso, eram bobagem em comparação com o que eu precisava, mas não conseguia encontrar para meu filho. Logo descobri quem eram meus amigos de verdade. Eles queriam me oferecer consolo e apoio, mas eu estava tão acostumado a ajudar os outros que não conseguia deixar que me ajudassem. Aceitem ajuda dos outros nos momentos difíceis. É para isso que amigos servem. Eu não consegui.

Meus filhos, não sei como explicar o orgulho que sinto de vocês dois. Quero que amem sua família e seus amigos.

Quero que vocês ajudem os outros, já que tiveram oportunidades que muita gente não tem. Quero que sejam gentis, bondosos e desejem se tornar *mensches*.

A sua família precisa vir em primeiro lugar. Um advogado sábio certa vez me disse que eu jamais me arrependeria de perder um dia de trabalho, mas jamais me perdoaria se perdesse um jogo ou um evento dos meus filhos. Nunca perdi. Por ter me recusado a perder esses momentos, tenho pouquíssimos arrependimentos quando se trata de vê-los crescer. O conselho do advogado talvez tenha sido o melhor que eu recebi. Seria bom se vocês o seguissem de vez em quando.

Minha esposa, você foi minha bússola. Você tem um coração de ouro e fez de mim uma pessoa melhor. Tive sorte de casar com você.

Minha bênção para todos os meus entes queridos é que façam aquilo que amam e que lhes traga felicidade. Ajudem os outros e mantenham nossas origens e tradições. Sei que farão isso.

Não pretendo esperar até o fim do meu funeral, mas terei a conversa quando o fim estiver próximo. Eles sabem que os amo. Pensar em mim – do jeito que preferirem – não precisa nem deveria ser um momento de tristeza, só de memórias. Nós não sabemos o que acontecerá comigo, mas é provável que eu sinta apenas a paz da ausência de dor. Mais importante é o que acontecerá com minha família. Como bênção, eu pediria que sigam em frente da maneira que for melhor para cada um.

Que sua vida seja uma bênção. Que ela não se inclua entre as vidas que não desabrocharam e tiveram importância limitada. Sei que essa é uma explicação negativa de uma bênção positiva. Acho que preciso de mais tempo para refiná-la.

Eu e sua mãe fizemos o melhor possível para criá-los em um lar estável, em que não havia qualquer perigo, real ou imaginário. Nós "poupamos a vara", as recriminações, a mágoa e as ameaças, e, por nossa vez, fomos poupados do tumulto de um mundo perigoso. Construímos esta casa e esta vida pensando que é impossível desfazer os efeitos da percepção do perigo, e que a segurança na infância poderia ajudar vocês a encontrar paz e segurança pelo resto da vida, mesmo se as coisas mudarem.

Minha última bênção seria incentivar minha família a sentir gratidão, a dizer sim para a vida, a estar completamente presente e não temer criar intimidade, vulnerabilidade, sinceridade e um amor profundo. Eu desejaria a eles a bênção de serem reais, puros e autênticos em toda conexão, e a bênção de queijo extra nas suas pizzas, calda de chocolate extra em seus sorvetes, dias de folga extra para brincar na praia. Eu desejaria a eles a bênção que tanto neguei a mim mesmo no passado – sair do conforto para descobrir quem você é e quanto consegue amar e encontrar alegria.

Não sofram. Não fui embora. Estou do seu lado o tempo todo. Caminhem para a frente, não para trás. Eu vou junto.

Se você pudesse falar com a sua família no fim do seu próprio funeral, o que diria? Qual seria sua última bênção?

Esta foi minha última pergunta. Espero que você responda a ela e a todas as outras deste livro, e então se baseie nas respostas para escrever seu próprio testamento ético. Transforme-o em uma carta de amor para seus entes mais queridos. Deixe que eles sejam envolvidos por seus valores, sua fé, sua sabedoria adquirida a duras penas e seu amor inabalável. Conte a sua verdade. Conte a sua história, para que eles guardem você no coração da mesma forma que você os guarda no seu. Agora, e depois que você partir.

Epílogo

Uma palavra morre
Quando é dita,
Dizem certas pessoas.
Eu digo que ela apenas
Começa a viver
Nesse dia.

– Emily Dickinson

Em geral, escrever é difícil, talvez até uma tortura emocional. A pessoa que disse "Escrever é fácil; basta cortar uma veia e sangrar" acertou na mosca. Às vezes, passo horas encarando a tela do computador. Muitas vezes, o máximo que consigo fazer é escrever como quando tirava a neve da frente da casa em que passei a infância, no estado de Minnesota – enfia a pá, levanta a pá, joga a neve para o lado, enfia a pá, levanta a pá, joga a neve para o lado, uma vez após a outra. É um trabalho maçante, exaustivo e um pouco deprimente, porque você sabe que vai nevar de novo amanhã, quando o editor mandar suas observações, e será preciso limpar a frente da casa de novo.

Mas então existem aqueles momentos raros, perfeitos, atemporais, em que as palavras fluem como se viessem de outro lugar; como se meus dedos fossem um canal para a inspiração divina, como se eu não passasse de um mensageiro terreno. Esses momentos são mágicos e mais do que suficientes para atravessar o inferno da escrita.

Senti esse fluxo miraculoso nas duas vezes em que sentei para escrever um testamento ético para meus filhos. Cada um levou literalmente poucos minutos para ficar pronto, e quase não precisaram de revisão. Quando me pergunto por quê, acho que o motivo está relacionado àquela citação sobre escrever ser como uma veia cortada, tirando que era meu coração, não uma veia, que estava aberto. E sem dúvida também é porque, como disse no começo, faço as perguntas deste livro há anos, para os outros e para mim mesmo. Como prometi no começo da nossa jornada percorrendo as perguntas que contam a história da nossa vida, aqui vai meu testamento ético, minha verdade, meu legado para as pessoas que mais amo, para agora e depois que eu partir.

Queridos Aaron e Hannah,

Os melhores momentos da minha vida aconteceram com vocês e a mamãe sentados à mesa da nossa cozinha, rindo. Nunca me senti mais rico ou mais em paz com o mundo do que nesses momentos. Esse tipo de amor é mais importante do que tudo. Passem a vida com uma pessoa tão boa quanto a mamãe, e terão muitos momentos assim. E não se preocupem: seu coração vai mostrar quando essa pessoa chegar. É um amor poderoso, lindo, que cura. Agarre-o com todas as forças.

Tenham uma relação saudável com o trabalho. Façam seu melhor, mas trabalho não é a vida. Tive o hábito de confundir as duas coisas e espero que vocês façam menos isso do que eu. Aproximem-se da natureza. Ela os lembrará de Deus, da grandeza verdadeira; ela os acalmará, os ajudará a fazer uma pausa, respirar, parar e ouvir. Isso ajudará vocês a se sentirem humildes e pequenos de maneiras profundas e importantes. Pensem em mim quando estiverem ao ar livre; sintam e saibam que minha alma estará ao seu lado.

Não revirem os olhos para a religião. Celebrem aquilo que os torna diferentes. Há tanto para ser aprendido – tanto – com nossos ancestrais, com as preces, o shabat, as velas, o pão quente e o vinho, a generosidade e a fé ao se reunirem em torno de uma mesa com pessoas amadas – tanto.

Quando ficarem preocupados, lembrem que a maioria das coisas acaba melhor do que esperamos. Quando a ansiedade, a tristeza, as perdas e o sofrimento vierem, contem com o apoio das pessoas que amam. Não sofram sozinhos; é bem pior. Esse é outro motivo para vocês procurarem alguém como a mamãe para amarem. Eu não conseguiria respirar sem ela.

Eu adorava dançar, mas, quando me tornei uma pessoa mais pública, parei de fazê-lo em casamentos e festas. Permiti que meu medo daquilo que os outros podem pensar de mim, meu medo de virar um espetáculo, me impedisse de dançar. Hoje, me arrependo. Foi um exemplo ruim para vocês, pois roubou minha alegria. Não deixem o medo da opinião dos outros impedir vocês de dançar, cantar ou amar. Não permitam que nada nem ninguém reprimam os anseios da sua alma. Vivam, para não morrerem com uma alma arrependida.

Sejam gratos pelas suas bênçãos. Quando estiverem se sentindo inferiores, ou desejando mais, ou tiverem pena de si mesmos, como acontece com todos nós, olhem ao redor e vejam todas as bênçãos que têm na vida, todas, todas, todas, até contarem cem bênçãos. Tudo fica mais fácil quando nos sentimos gratos.

Tenham compaixão pelos outros. As pessoas se comportam de um jeito ruim porque foram muito feridas. Deixe que seu primeiro impulso seja a empatia. Haverá um punhado de pessoas na sua vida que exigirá coisas demais – que serão maldosas, narcisistas, negativas –, fazendo com que se sintam péssimos. Cortem relações com elas. Vocês não são capazes de consertá-las.

Sejam bons, e o restante se ajeitará. Conheçam o mundo ao lado de pessoas que amam. Valorizem o tempo; ele é bem mais importante que coisas materiais. O que passei com vocês e com a mamãe fez minha vida valer a pena. Desejo que encontrem um amor assim. Desejo um amor assim para vocês depois que eu partir. Façam a oração dos mortos e acendam uma vela para mim quando eu me for. Sintam o calor da chama e saibam que ainda amo vocês.

Papai

Vou lhe prometer uma coisa: se você seguir o exemplo das pessoas que responderam com sinceridade a cada pergunta deste livro, terá a base para escrever seu próprio testamento ético. A maioria das pessoas que contribuiu com respostas, vale mencionar, não se considera "escritora", e algumas refletiram sobre esses questionamentos pela primeira vez. Garanto que, se você refletir de verdade sobre as perguntas e sentar para escrever seu testamento ético de peito aberto, levará apenas minutos, não horas ou dias, para terminá-lo. Quando acabar, compartilhe-o com as pessoas para quem o escreveu, as pessoas que ama. Dê a elas uma cópia para guardarem. Com certeza esse será um dos tesouros mais valiosos que elas guardarão depois que você partir.

Agradecimentos

Apesar de eu ter prometido anonimato e, portanto, não poder citar nomes, quero expressar minha profunda gratidão a todos os amigos – os acadêmicos, os líderes políticos e religiosos, os escritores, os jornalistas, as celebridades, os professores e os colegas que tiveram a bondade de responder às 12 perguntas desafiadoras que são o coração deste livro. Também sou profundamente grato à melhor equipe que qualquer escritor poderia desejar: minha agente e confidente, Stephanie Tade; as talentosas editoras Caroline Sutton e Stephanie Higgs, assim como as assistentes de Caroline, Hannah Steigmeyer e Natasha Soto; as gurus das relações públicas Anne Kosmoski, Farin Schlussel e Mara Freedman; e a revisora Kim Lewis. Obrigado a Gretchen van Nuys por conseguir as permissões necessárias para o material citado no texto, e à minha assistente, Samantha Rosen, por cuidar de tantos detalhes da minha vida e do meu trabalho.

  Este livro foi feito para as pessoas mais importantes da nossa vida. Com toda a sinceridade, quero que você, leitor, saiba quão importante é para mim. Este livro foi feito para você e para os seus entes queridos. Ele foi do meu coração para o seu. Desde a morte do meu pai, entendi como dá para amar alguém mesmo depois, especialmente depois, da sua morte.

    Obrigado a Betsy, minha esposa e ao mesmo tempo minha amiga mais querida. Por fim, este livro é para os nossos filhos, Aaron e Hannah. Eu e a mamãe amamos vocês mais do que poderíamos explicar, e sabemos que vocês nos amam também. Esperamos que sintam esse amor em todos os dias em que ainda estivermos aqui, e em todos os dias depois que tivermos partido.

Créditos de permissão

"The Conversations I Never Had with My Mother", escrito por Donna Freitas, direitos reservados © 2021. Publicado em *Maria Shriver's Sunday Paper*. Reimpresso com permissão de DeFiore and Company Literary Management.

"My Dad Created an Ethical Will", escrito por Carrie Friedman, direitos reservados © 2020. Publicado em *HuffPost*. Reimpresso com permissão da autora.

"The Sun Never Says", de *The Gift: Poems by Hafiz, The Great Sufi Master*. Direitos reservados © 1999 por Daniel Ladinsky e publicado por Penguin Books. Usado com permissão.

"Why Were You Not Zusya?", escrito pela rabina Sylvia Rothschild, direitos reservados © 2019. Publicado em rabbisylviarothschild. com e reimpresso com permissão da autora.

"Come, Come, Whoever You Are", escrito por Rumi. Reimpresso com permissão de Rumi Network, rumi.net.

CONHEÇA ALGUNS DESTAQUES DE NOSSO CATÁLOGO

- Augusto Cury: Você é insubstituível (2,8 milhões de livros vendidos), Nunca desista de seus sonhos (2,7 milhões de livros vendidos) e O médico da emoção
- Dale Carnegie: Como fazer amigos e influenciar pessoas (16 milhões de livros vendidos) e Como evitar preocupações e começar a viver
- Brené Brown: A coragem de ser imperfeito – Como aceitar a própria vulnerabilidade e vencer a vergonha (600 mil livros vendidos)
- T. Harv Eker: Os segredos da mente milionária (2 milhões de livros vendidos)
- Gustavo Cerbasi: Casais inteligentes enriquecem juntos (1,2 milhão de livros vendidos) e Como organizar sua vida financeira
- Greg McKeown: Essencialismo – A disciplinada busca por menos (400 mil livros vendidos) e Sem esforço – Torne mais fácil o que é mais importante
- Haemin Sunim: As coisas que você só vê quando desacelera (450 mil livros vendidos) e Amor pelas coisas imperfeitas
- Ana Claudia Quintana Arantes: A morte é um dia que vale a pena viver (400 mil livros vendidos) e Pra vida toda valer a pena viver
- Ichiro Kishimi e Fumitake Koga: A coragem de não agradar – Como se libertar da opinião dos outros (200 mil livros vendidos)
- Simon Sinek: Comece pelo porquê (200 mil livros vendidos) e O jogo infinito
- Robert B. Cialdini: As armas da persuasão (350 mil livros vendidos)
- Eckhart Tolle: O poder do agora (1,2 milhão de livros vendidos)
- Edith Eva Eger: A bailarina de Auschwitz (600 mil livros vendidos)
- Cristina Núñez Pereira e Rafael R. Valcárcel: Emocionário – Um guia lúdico para lidar com as emoções (800 mil livros vendidos)
- Nizan Guanaes e Arthur Guerra: Você aguenta ser feliz? – Como cuidar da saúde mental e física para ter qualidade de vida
- Suhas Kshirsagar: Mude seus horários, mude sua vida – Como usar o relógio biológico para perder peso, reduzir o estresse e ter mais saúde e energia

sextante.com.br